El yoga curativo

ROBIN
BOOK

El yoga curativo

Iris White
Roger Colson

esenciales

ROBIN
BOOK

© 2013, Iris White & Roger Colson

© 2013, Ediciones Robinbook, s. l., Barcelona

Diseño de cubierta: Regina Richling

Fotografías de cubierta: © iStockphoto

Diseño interior: Paco Murcia

ISBN: 978-84-9917-308-5

Depósito legal: B-254-2013

Impreso por Impulso Global Solutions, S.A. 2012, Ronda de Valdecarrizo, 23,
   28760 Tres Cantos

Impreso en España - *Printed in Spain*

Índice

Prólogo

Los hindúes definen el yoga como «el camino hacia la realización espiritual por medio de una rigurosa disciplina física». Los occidentales asimilan esta disciplina y aprecian en seguida su enorme potencial para prevenir y tratar diferentes enfermedades, constituyendo un medio para mantenerse en perfecto estado físico y psíquico.

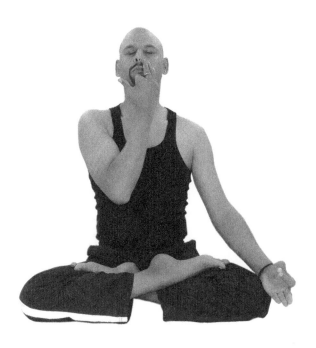

Nace así el yoga terapéutico o curativo como una manera de ejercitar el cuerpo con las herramientas del yoga tradicional. En general puede decirse que su práctica está diseñada de manera específica para reequilibrar los desajustes físicos y las afecciones más comunes, haciendo especial énfasis en la relajación, la meditación y la visualización.

El yoga curativo también fundamenta sus virtudes en la enseñanza de un conjunto muy elaborado de modulaciones respiratorias conocido como Pranayama que conducen a la concentración del praná o energía contenida en la respiración. Con este control de la respiración se obtiene un mayor grado de concentración.

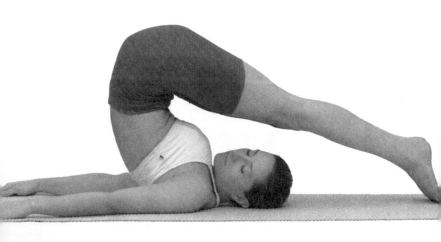

El fundamento de esta disciplina se basa en un conocimiento profundo de la anatomía, la fisiología y la patología del cuerpo humano. A partir de estas premisas, el yoga puede aportar una mejora de la capacidad respiratoria y de la elasticidad general, sobre todo en articulaciones y vértebras. El yoga terapéutico argumenta la capacidad que tiene el cuerpo humano para autorregularse, y desde esa filosofía, constituye una eficaz arma preventiva tanto de las enfermedades físicas como mentales.

A través de esta constante autoexploración y mejor conocimiento de sí mismo se forja un papel activo en el proceso de curación cuando la enfermedad hace acto de presencia. Es a través de esa «conciencia despierta» que el ser humano valora la inteligencia del cuerpo humano para encontrar su propia fuerza y equilibrio.

Este libro es una clase práctica en la que no sólo se reta al lector a tomar conciencia sobre sus hábitos diarios, sino que además se le invita a observar su propio cuerpo con una nueva visión que le ayude a desarrollar un sentido consciente de su propia vida de cara a sentirse más positivo y energético.

Gracias a este práctico diccionario en el que se relacionan las enfermedades más comunes con los ejercicios respiratorios y las posturas correspondientes, el practicante experimentado o el recién iniciado en el yoga puede aprender a diseñar su propio programa de asanas, adaptado a sus necesidades específicas de prevención o curación. Este proceso de sensibilización gradual podrá servirle para progresar en el poderoso camino del yoga.

1. Teoría del yoga

El yoga es una manera de vivir, una manera de educar el cuerpo, la mente y el espíritu. Su origen se remonta a la India, hace miles de años, pero sus enseñanzas son tan válidas ahora como lo eran entonces.

El yoga clásico fue descrito por el pensador indio Patanjali en un texto conocido como *Yoga sutras* en el año 200 a.C. y en el que se describía la naturaleza de la mente y las formas de controlar sus estados de desasosiego. Y lo hacía mediante un proceso de entrenamiento físico y mental.

Los hindúes definen el yoga como el camino hacia la realización espiritual por medio de una rigurosa disciplina física. Según la doctrina tradicional del yoga el ser humano es un alma encerrada en un cuerpo que tiene varias partes: el cuerpo físico, la mente, la inteligencia y el ego falso. Es necesario satisfacer la necesidad física, la necesidad psicológica y la necesidad espiritual para llevar una vida plena.

Orígenes del yoga

Sus orígenes se remontan a las pruebas más antiguas encontradas, que datan del año 3000 a.C., en unas figuras encontradas en sellos de piedras en las que se pueden apreciar una serie de posturas yóguicas. Tales figuras se encontraron en los valles del Indo y Saraswati.

Cuenta la leyenda que un pez presenció como el dios Shiva enseñaba a su esposa Shakti Parvati los ejercicios de yoga. El pez trató de imitar esos movimientos y entonces se convirtió en hombre.

Los conocimientos de los vedas –los textos sagrados más antiguos de la literatura india y base de la religión védica– se conservaron durante generaciones gracias a la tradición oral y posteriormente fueron recogidos en diversos escritos.

A lo largo de los años han sido muchos los autores que han comentado los *Yoga sutras* de Patanjali pero siempre se han mantenido los ocho pasos progresivos para la realización personal.

- *Yama.* Actitudes éticas como la no violencia, la honradez, la moderación, etc.

- *Shantosha.* Austeridad, estudio, desapego…

- *Asana.* Posiciones físicas.

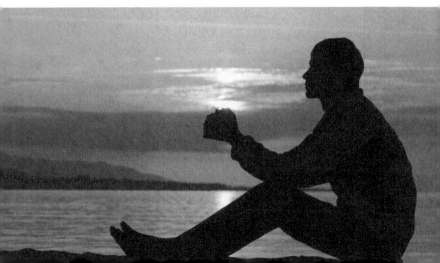

- *Pranayana.* Control de la respiración.

- *Pratysahara.* Abstracción sensorial.

- *Dharana.* Concentración.

- *Dyana.* Meditación.

- *Samadhi.* Interiorización profunda

Los *Yoga sutras*

El texto que legó Patanjali y que es la base del yoga clásico consta de 195 aforismos que tratan dos aspectos esenciales: la descripción de las funciones de la vida mental y los medios mediante los cuales puede lograrse el yoga o unión espiritual.

La primera parte trata sobre la naturaleza del yoga y su práctica como medio para dominar la mente, describe los estados mentales y los distintos niveles de conciencia.

La segunda parte explica el porqué de la práctica del yoga y de los medios para su realización, entre los que menciona la ausencia del mal y el fomento del bien, la realización de posturas en reposo, el control de los sentidos, la concentración y la contemplación.

La tercera parte del libro comenta las percepciones extrasensoriales que se adquieren con la práctica avanzada del yoga.

La última parte habla de la filosofía de la naturaleza del conocimiento y describe la realidad espiritual última del Universo.

Evolución del yoga

La evolución del yoga se ha dividido en seis periodos diferentes.

● *El proto yoga*
También conocido como yoga védico o arcaico, se fundamenta en los elementos encontrados en textos sánscritos de alrededor del año 3000 a.C.

● *El yoga preclásico*
Situado entre el año 1500 a.C. y el 500 a.C. y basado en un misticismo de ritual brahmánico que tiene en la contemplación su eje fundamental.

● *El yoga épico*
Entre los años 500 a.C. y 200 d.C. se produce la eclosión de una serie de escuelas y doctrinas que son fruto de la difusión del yoga preclásico.

● *El yoga clásico*
También conocido como yoga-darshana o yoga de Patanjali se desarrolló a partir de un alejamiento de la tradición veda y de una estricta interpretación dualista de la realidad.

● *El yoga postclásico*
Este tipo de enseñanzas yóguicas se extendieron entre el año 200 d.C. y el final del siglo XVIII, y se caracterizan por el retorno a las enseñanzas no-dualistas del yoga preclásico, utilizando el camino de ocho pasos.

El yoga moderno

Es el yoga integral vigente hasta la fecha que desarrollan las escuelas occidentales de hatha yoga.

Tipos de yoga

Existen diferentes tipos de yoga, si bien todos ellos otorgan como resultado la unión del alma individual con Dios, la percepción de un yo espiritual alejado del yo material, y el bienestar físico y mental.

Este camino de evolución personal puede hacerse por diferentes vías.

El raja yoga

Descrito por Patanjali como el rey de los yogas.

El jnana yoga

Referido al aprendizaje o conocimiento liberador o intuición.

El karma yoga o yoga de acción

Libera el alma y le permite volver con Dios a la hora de la muerte.

El hatha yoga

Es el yoga más difundido en todo el mundo. Sus posturas corporales o asanas tratan de lograr que el individuo logre un estado de serenidad física y mental que le prepare para la meditación durante varias horas sin sufrir fatiga.

● *El bhakti yoga*

También conocido como yoga devocional. Sus practicantes obtienen un conocimiento más esotérico de la naturaleza de Dios.

● *El ashtanga viniasa yoga*

Incorpora las ocho ramas tradicionales del yoga y enfa-
tiza un método progresivo de series de posturas con una
respiración tan intensa que produce calor interno y abun-
dante sudoración. De esta manera se purifican los músculos y los órganos y ello permite que el cuerpo se
reconstituya.

● *El kriyá yoga*

Permite la unión con la divinidad en la práctica de los de-
beres cotidianos.

● *El kundalini yoga*

Genera tranquilidad mental y paz de espíritu mediante
una respiración dinámica, una actitud de concentración
mental e inmovilidad, y la relajación después de cada
ejercicio.

La relación entre yoga y salud

El yoga mejora la salud de quienes lo practican. Sus beneficios
pueden ser físicos, mentales y también espirituales.

● *Beneficios físicos del yoga*

-Las asanas tonifican cada parte del cuerpo.

-La práctica regular de las posturas incrementa la capacidad de trabajo.

-Otorga un alto grado de flexibilidad al practicante.

-Cuando el tono y la flexibilidad se equilibran, se establece una postura erguida sin esfuerzo.

-El practicante de yoga experimenta un estado de bienestar cuando tanto su mente como su cuerpo se hallan en equilibrio.

-También produce una mejora de la circulación sanguínea.

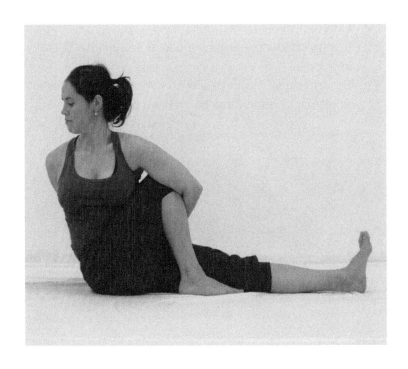

Beneficios mentales del yoga

-La práctica continuada profundiza y mejora la capacidad de concentración, la memoria y la atención.

-El diálogo constante con el yo interno otorga nuevas perspectivas sobre la vida y aísla la mente de las alteraciones.

-Otorga tranquilidad y tolerancia, sumiendo a sus practicantes en un estado permanente de paz y tranquilidad.

-Desarrolla las habilidades necesarias para comprender el funcionamiento de la mente y el cuerpo.

-Fortalece la autoestima.

Beneficios espirituales del yoga

-Su práctica constante desarrolla el conocimiento y la sabiduría, cuya experiencia conduce a la libertad en la vida diaria.

-El yoga conduce inevitablemente a la armonía mental y emocional.

-Proporciona un mayor descanso nocturno y hace que los problemas puedan verse con relativa calma.

2. Práctica del yoga

Todas las técnicas del yoga clásico tienen una secuencia determinada para su práctica: los ejercicios de respiración (ujjaye pranayama), las series de liberación de articulaciones (pavanmuktasana), las posturas de yoga (asanas), los flujos de postura de yoga (vinyasas), los cierres respiratorios (bandhas), los gestos de manos (mudras), las prácticas de purificación (kriyas), y los ejercicios de contemplación (dharanas) y meditación (dhyana).

Cada una de las prácticas se construye a partir de la precedente. Cada uno de los pasos amplía la capacidad práctica del anterior, con lo que se crea un ciclo de generación que profundiza en la cohesión del yoga. La respiración es, en ese sentido, el elemento que unifica cada uno de los pasos.

Con las series de liberación de las articulaciones el practicante aprende a moverse de manera equilibrada y rítmica, lo que mejora notablemente la circulación sanguínea y otorga flexibilidad a los músculos. También proporcionan una mejora en el flujo de los fluidos linfáticos que fortalece el sistema inmunológico.

Las asanas del yoga desarrollan la capacidad de sensibilidad de las diferentes partes del cuerpo, con lo que los mensajes emitidos por el cerebro son fácilmente percibidos sin interferencias ni bloqueos. También proporcionan flexibilidad, elasticidad y fortaleza, así como la capacidad de controlar el dolor y las emociones.

Los flujos de postura del yoga fortalecen la mente y desarrollan la capacidad de realizar un esfuerzo continuo sin generar tensión en el organismo.

Los cierres respiratorios o bandhas amplían la capacidad respiratoria, restaurando y elevando la energía perdida.

Los mudras son símbolos o gestos realizados con las manos que ayudan a llevar a distintos estados de conciencia. Su uso más generalizado es en la meditación, aunque también se utilizan en la sanación. Existen infinidad de mudras, unos tienen efecto sanador, otros están orientados a la meditación, el misticismo y el crecimiento interior. El más conocido de todos quizá sea el anajali mudra, asociado a la oración y el recogimiento. Tiene una vinculación con el chakra del corazón y la energía del amor. Para realizarlo se han de juntar las dos palmas de la mano, tal y como si fuera a recitarse una oración.

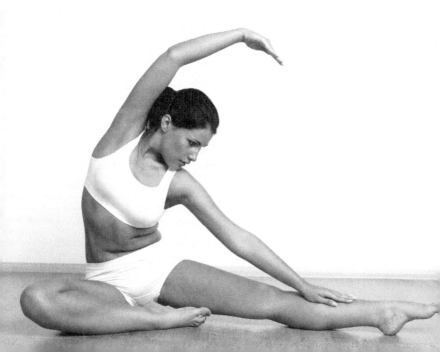

Si las manos se sitúan junto al corazón entonces se denomina hridaya mudra y es símbolo del corazón espiritual.

Los kriyas son prácticas del yoga destinadas a lograr un resultado específico. Son acciones que purifican el cuerpo físico y restablecen el equilibrio tras una enfermedad o una situación de estrés.

Las prácticas de contemplación conducen a la mente hacia la comprensión que supone llevar una vida espiritual.

Todas estas disciplinas del yoga no deben ser un esfuerzo ni un trabajo duro, al contrario, deben practicarse con alegría y felicidad, de cara a recibir los mayores beneficios posibles.

Una actitud mental apropiada

La práctica del yoga sólo puede emprenderse con una actitud mental abierta y una cierta constancia. Es a partir de un trabajo regular que puede llegarse a un estado de liberación y a sentir que el cuerpo se torna más flexible.

Las posturas del yoga deben su nombre a animales, plantas, deidades, héroes legendarios o figuras geométricas sagradas. Cuando el cuerpo va adoptando una nueva asana, adquiere la fuerza inherente universal de la Creación. El único impedimento para lograrlo es el propio individuo, ya que debe liberarse de elementos tales como la pereza, los miedos o la desilusión. El modo de adoptar las asanas refleja la manera de encarar la vida. Si todo supone una lucha constante, las posturas también se realizarán de la misma manera, pero si los problemas de la vida se toman con relajación, también se manifestarán así las asanas, desarrollándose entonces de manera armónica y sin tensiones.

El espacio para la relajación

El lugar donde se practica el yoga debe estar bien ventilado. Lo ideal es hacerlo siempre en el mismo espacio y a las mismas horas. Es conveniente disponer de luz natural pero también de oscuridad casi total para los momentos de meditación.

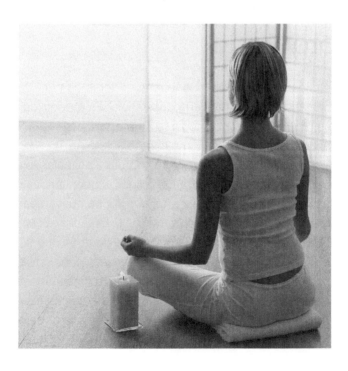

Para los ejercicios de suelo es necesario disponer de una alfombrilla lo suficientemente grande como para que pueda acoger todo el cuerpo. El suelo debe ser de madera y estar despejado de muebles y otros enseres. Animales, perfumes y humos distraen la atención e interfieren en la realización de la práctica del yoga. El lugar debe ser confortable y cálido, y puede acompañarse de la quema de una barrita de incienso para proporcionar la sensación de bienestar necesaria.

Es importante que no se produzcan interrupciones de ningún tipo, que no suene el teléfono ni llamen a la puerta.

Algunas escuelas de yoga suelen disponer un ramo de flores o alguna imagen de carácter sosegador en el centro de la sala de manera que los alumnos puedan fijarse en esa imagen como recurso para posar la mirada en un lugar fijo.

La mejor hora para su práctica

Es importante acudir a una sesión de yoga con el estómago vacío, sin la molesta sensación de pesadez que puede significar hacer la digestión.

Durante las primeras horas de la mañana la práctica se realiza con mayor suavidad y más lentamente que si se realiza por la tarde. La práctica matinal proporciona energía para afrontar la jornada de trabajo, mientras que la que se realiza a última hora de la tarde sirve para aliviar la fatiga acumulada durante el día e inducir al cuerpo en el descanso nocturno y prepararlo para un sueño más profundo.

Lo ideal es poder dedicar al menos media hora diaria a las asanas. Es evidente que al principio requerirá de un cierto periodo de adaptación ya que el cuerpo necesita de un tiempo para alcanzar la estabilidad necesaria para que los cambios energéticos y químicos que están produciendo puedan ser asimilados.

El practicante de yoga debe utilizar ropas cómodas, que se adapten al cuerpo sin que sean ceñidas ni restrinjan los movimientos, como camisetas y pantalones de algodón. Los tejidos naturales permiten una mejor transpiración de la piel. En cualquier caso, los pies deben estar descalzos y en contacto directo con la superficie.

Los cinco cuerpos del yoga

Según la filosofía yóguica, el cuerpo humano se compone de cinco cuerpos que corresponden a los diferentes aspectos de la existencia. Estos cuerpos trabajan juntos para formar un todo integrado.

El primer cuerpo, conocido como annamaya kosha, es el cuerpo físico, o traducido literalmente «capa del cuerpo hecho de comida». Si la calidad de la comida es buena, se percibe mejor la naturaleza ilusoria del cuerpo. Frutas y verduras frescas serían pues la dieta recomendada para los practicantes del yoga, ya que aportarían el grado de vitalidad necesaria para afrontar cualquier grado de actividad.

El segundo cuerpo es pranamaya kosha o «la capa del cuerpo hecho de prana» está formada por canales de energía llamados nadis, que conducen a los centros de energía conocidos como chakras. Los nadis están distribuidos por todo el cuerpo y a través de ellos fluye la energía vital o prana.

El tercer cuerpo es manomaya kosha, «la capa del cuerpo hecha de pensamiento». Cuando los pensamientos son beneficiosos, la mente está contenta y en paz y se genera mayor positivismo.

El cuarto cuerpo es vijnanamaya kosha, «la capa del cuerpo hecha de sabiduría», que se genera de forma natural mediante un estado de distanciamiento de los cuerpos mayores y resulta el principio de contacto con la trascendencia.

El quinto cuerpo es anadamaya kosha, «la capa del cuerpo de dicha». Su estado natural es la felicidad y la alegría.

Todas las prácticas para establecer un estilo de vida espiritual buscan promover la salud, aunque para el yogui la salud no es más que una vuelta al propio hogar del ser. Es cuando no se está en el hogar del propio ser cuando se encuentra la enfermedad.

Los chakras

Los chakras son centros giratorios de energía que reciben, regulan y distribuyen la energía vital o prana. Los chakras principales son siete, y están ubicados delante de la columna vertebral de manera ascendente. Conforman una suerte de mapa de nuestro mundo interior y de nuestra relación con el mundo. Cuando cada una de estas energías se manifiesta de manera saludable esto se traduce en salud, bienestar, relaciones satisfactorias o capacidad de disfrute y conexión con el

Universo. Significa tener un equilibrio entre los aspectos físicos, mentales y emocionales del individuo.

Al trabajar sobre los chakras para establecer este equilibrio se asciende a un estado superior en el que los condicionantes sociales, familiares o culturales no entorpecen en la formación del verdadero espíritu. Los chakras son pulsiones que forman parte de las motivaciones humanas y son también un aspecto de la energía universal que nos envuelve.

● **El primer chakra (Muladhara)** está asociado con el color rojo y con el elemento tierra. Está ubicado en la base de la columna vertebral, es la raíz y por tanto es la energía que provee las necesidades básicas para el cuidado del cuerpo y la estabilidad. Se relaciona con el intestino, las piernas y la base de la columna.

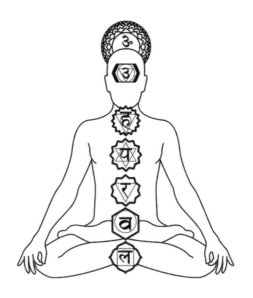

- **El segundo chakra (Svadhisthana)** permite abrirnos al fluir de la vida. Su color es el naranja y está relacionado con los genitales, los riñones y la vejiga. Es el chakra de la sensualidad y las emociones vividas.

- **El tercer chakra (Manipura)** se asocia al color amarillo y está ubicado en el plexo solar. Su elemento es el fuego y significa asumir la propia vida y tener confianza con uno mismo.

- **El cuarto chakra (Anahata)** es el chakra del corazón y representa el equilibrio entre el mundo físico y la dimensión espiritual. Se relaciona con las vías respiratorias y su elemento es el aire. Su color es el verde o el rosado y significa la armonía, el amor de pareja, la amistad y el amor.

- **El quinto chakra (Vishuddha)** se asocia al color azul turquesa y su elemento es el éter. Se ubica en la garganta y tiene influencia directa en la mandíbula y los dientes. Es la energía que se activa con la escritura, el canto, también con saber escuchar. Es el chakra que nos ayuda a encontrar el camino hacia la conciencia.

- **El sexto chakra (Ajna)** se localiza en el centro de la frente, entre los dos ojos. Su color es el índigo y se relaciona con la vista, la memoria y la capacidad de concentración. Su fuerza es la intuición y su capacidad de conectarse con la sabiduría universal. La imaginación, la creación artística y el poder de las visualizaciones son propios de este chakra.

- **El séptimo chakra (Sahasrara)** se asocia con el color violeta. Representa la espiritualidad y su color es el blanco. Su vibración se manifiesta en el sistema óseo y en la piel y su conexión es con el sentido de la vida, con la divinidad y con la gracia de nuestro ser verdadero.

Yoga y meditación

El yoga utiliza la meditación para alcanzar la naturaleza esencial, esto es, llegar a un estado de paz profunda en el que pueda experimentarse la felicidad de forma perdurable.

Para llegar a este estado es preciso detener los movimientos del cuerpo y de la mente. Al entrar en un estado de meditación, se entra en contacto con la energía superior y la dualidad mente-cuerpo se diluye en una sola unidad.

Para practicar la meditación se ha de adoptar una postura cómoda, en la que haya ausencia de dolor o sufrimiento. Sobre un almohadón o sobre la misma moqueta, la persona que se dispone a meditar adopta la famosa postura del loto, con el pie derecho sobre la pantorrilla izquierda. La columna vertebral ha de estar recta, la cabeza erguida ligeramente inclinada hacia abajo y la mano izquierda sobre la derecha, reposando ambas sobre el regazo. Así, se facilita la circulación

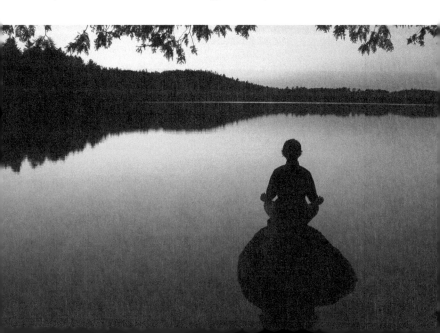

de la energía (chi) por el cuerpo y se optimizan las funciones vitales.

La respiración

En la práctica del yoga se denomina pranayama a la respiración consciente. Se trata de la única función fisiológica que además de ser involuntaria o mecánica también puede ser controlada conscientemente.

La respiración es la puerta de acceso a la purificación del cuerpo y la mente. Al ser el aire una energía vital, la vía por donde fluye el prana, el control de la respiración se hace inseparable del movimiento, quietud o desarrollo de las asanas o posturas.

Hay una relación muy directa entre el control de la respiración y las emociones, de forma que cuando se descontrola el proceso respiratorio también se dejan de controlar patrones de respuesta emocional no deseados.

Según sea el tipo de respiración se puede distinguir entre baja o abdominal, media o intercostal, alta o clavicular y respiración completa o profunda. En la respiración baja o abdominal el abdomen se hincha, lo que favorece el funcionamiento y relajación de vísceras, bajo y estómago. La respiración media es un tipo de respiración incompleta que se lleva a cabo con los músculos de las costillas que expanden la caja torácica. La respiración alta o clavicular requiere de un máximo esfuerzo, ya que hombros y clavícula se levantan mientras se contrae el estómago, obteniéndose muy poco aire para los pulmones.

Orden	Āsana	Respiración	Semilla	Mantra	Chakra
1	Pranamasana	exhalar	om hrām	om mitrāya namaḥ	Anahata (corazón) verde
2	Hasta uttanasana	inhalar	om hrīm	om ravaye namaḥ	Vishuddha (garganta) azul
3	Padahastasana	exhalar	om hrūm	om sūryāya namaḥ	Swadhisthana (hueso púbico) anaranjado
4	Ashwa sanchalanasana	inhalar	om hraim	om bhānave namaḥ	Ájna (tercer ojo) índigo
5	Parvatasana	exhalar	om hraum	om khagāya namaḥ	Vishuddha (garganta) azul
6	Ashtanga namaskara	suspender	om hraḥ	om puṣṇe namaḥ	Manipura (ombligo) amarillo
7	Bhujangasana	inhalar	om hrām	om hiranya garbhāya namaḥ	Swadhisthana (hueso púbico) anaranjado
8	Parvatasana	exhalar	om hrīm	om marīcaye namaḥ	Vishuddha (garganta) azul
9	Ashwa sanchalanasana	inhalar	om hrūm	om ādityāya namaḥ	Ájna (tercer ojo) índigo
10	Padahastasana	exhalar	om hraim	om savitre namaḥ	Swadhisthana (hueso púbico) anaranjado
11	Hasta uttanasana	inhalar	om hraum	om arkāya namaḥ	Vishuddha (garganta) azul
12	Pranamasana	exhalar	om hraḥ	om bhāskarāya namaḥ	Anahata (corazón) verde

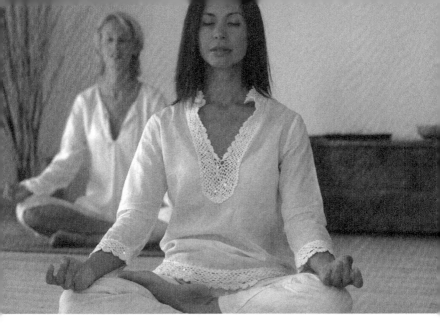

En las clases de yoga se practica la respiración completa o profunda. Al inspirar se llenan las partes inferior, media y alta de los pulmones por este orden, mientras que al exhalar se elimina el aire en orden inverso. Pecho y hombros deben quedar inmóviles y únicamente las costillas se expanden.

Durante la realización de las posturas de yoga la respiración debe ser los más lenta y acompasada posible. La inspiración se realiza en las asanas de apertura o elevaciones de brazos, mientras que la espiración acompaña las flexiones o movimientos de recogida.

El saludo al sol

En la mitología hindú, el sol es símbolo de salud y de inmortalidad. Este saludo se realiza al amanecer mediante una secuencia de doce posiciones en un ejercicio continuo.

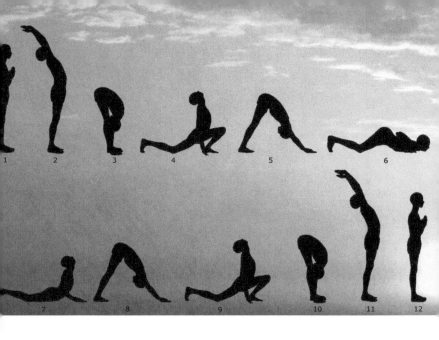

Cada posición es opuesta a la anterior, el cuerpo se extiende de forma diferente, regulando la respiración en cada momento.

Esta docena de asanas se inician de pie, con el rostro mirando al este y las manos unidas en el centro del pecho. Cuando se realiza el saludo al sol se deben recitar mentalmente algunos mantras al tiempo que se visualizan los chakras correspondientes.

3. La enfermedad como obstáculo en el camino hacia la iluminación

Aunque el yoga no es una terapia, sus elementos tradicionales tales como asanas o pranayama promueven la salud y tienden a equilibrar mente, cuerpo y espíritu. Al atender estos elementos principales, se procura el bienestar de quienes practican yoga.

El yoga terapéutico trata de equilibrar todos los sistemas del cuerpo a partir de las diferentes técnicas de relajación y de la apertura de los canales energéticos del cuerpo y en especial de la columna vertebral.

Las transformaciones musculares y neuromusculares suceden tras la repetición constante de las diferentes posturas por lo que la secuencia de asanas debe ejercitarse durante un tiempo determinado para notar sus beneficios.

La práctica regular del yoga como terapia permite:

- mejorar la flexibilidad y movilidad muscular
- estimular las glándulas endocrinas
- mejorar la digestión y la circulación sanguínea
- mejorar la función respiratoria
- equilibrar las emociones

- permitir estados de introspección
- favorecer la autoestima

El yoga como elemento curativo ayuda en el proceso de purificación mental y emocional, eliminando las tensiones propias del cuerpo humano que desarrolla en el día a día y alejando las creencias y formas nocivas de pensamiento arraigadas en el individuo. Al desbloquear las energías del cuerpo surgen emociones y sentimientos latentes que ayudan en el autoconocimiento.

Ese camino que el yoga terapéutico emprende en pos de la salud no es otra cosa más que el retorno hacia la propia esencia.

El entrenamiento mental del yoga

El yoga no sólo es una forma ideal para mantenerse en buena forma física, sino también es un método de entrenamiento para la mente ya que desafía a la persona a ser consciente de sí misma y apreciar los mensajes que el cuerpo envía constantemente.

Si el hatha yoga se ocupa de la disciplina física, aislando los componentes del cuerpo, el raja yoga se ocupa del entrenamiento de la mente. Con este bagaje, el practicante de yoga aprende a intuir las señales sutiles de la energía y de las emociones como paso previo a una variedad de experiencias muy amplias, como percibir la enfermedad o el despertar espiritual.

- Aumento de la capacidad de concentración: Cada asana debe realizarse con suma atención, siendo consciente de lo que se está haciendo, como una vivencia más del presente.

* Mejora de la capacidad de memoria: La memoria disminuye con el estrés y la ansiedad, y mejora con la capacidad de concentración.

* Entrenamiento de la comprensión intelectual: La práctica constante y las lecturas de temas afines otorgan una visión más amplia de la realidad y una mejora de las constantes espirituales, lo que favorece la capacidad intelectual.

* Educar la voluntad: La inmovilidad y concentración en los asanas dan la fuerza necesaria para mejorar la atención mental y por tanto favorece la disciplina y los propósitos para emprender nuevos rumbos en la vida.

* Manejo de las emociones: Con la práctica del yoga surgen las emociones reprimidas que viven amagadas en el subconsciente, y lo hacen de una manera poderosa, absorbiendo gran cantidad de energía y produciendo cierta inestabilidad mental. Pero al hacerlo, dejan de presionar y condicionar nuestro comportamiento, iniciándose un proceso de liberación.

Fortalecer la musculatura y la flexibilidad

Al aumentar el tiempo de mantenimiento de las posturas se amplía también la vigorosidad y la fuerza de voluntad. Ésta es una característica de la mente que revela la total determinación a continuar utilizando la fortaleza de los músculos. Pero para dominar cualquier actividad física es necesario antes ser capaz de controlar los pensamientos y las emociones.

El yoga ayuda a las personas a mantener su flexibilidad natural y a recuperar cualquier pérdida de flexibilidad que se haya producido por culpa de una lesión o por el lógico proceso de envejecimiento.

Al practicar con asiduidad las series de liberación de las articulaciones se favorece la flexibilidad del cuerpo humano. Uno de los secretos para aumentar la libertad de las articulaciones es hacer pequeñas variaciones en los movimientos deseados, jugando con las articulaciones.

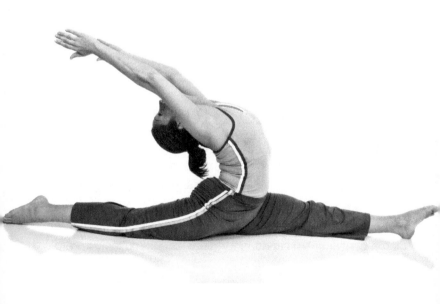

La salud cardiovascular

La realización de las asanas no constituyen en sí un programa aeróbico, sin embargo constituyen un excelente programa de iniciación para iniciar una ruta de salud cardiovascular.

En una primera fase es conveniente mejorar las doce posiciones del saludo al sol y ejercitarlas de manera continua y secuenciada. En un segundo instante conviene hacer hincapié en la regularización del ritmo respiratorio. Coordinar los movimientos del cuerpo con la respiración requiere de un cierto entrenamiento pero supone crear una excelente rutina cardiovascular. Al llegar a este punto se consigue una magnífica tonificación de los músculos y que la irrigación llegue de forma fluida a todas las partes del cuerpo.

La salud digestiva

La mayoría de problemas digestivos se deben a hábitos de vida irregulares. La terapia más efectiva para reprogramar la función intestinal consiste en regular los hábitos a la hora de comer. El siguiente paso es incrementar la capacidad de autoobservación para detectar qué conviene y qué no conviene ingerir.

Los distintos órganos que componen el aparato digestivo se ven favorecidos por la práctica del yoga ya que tanto las posturas invertidas, como las torsiones o las flexiones hacia delante favorecen la reposición de dichos órganos mediante una serie de movimientos peristálticos. La práctica constante de estas posturas acompañada de unos ejercicios de respiración resulta muy beneficiosa para la digestión.

En este punto, cualquier practicante de yoga es capaz de detectar qué comidas no son las más adecuadas y cuáles otras sí que serán beneficiosas para el organismo.

Pero todo ello no serviría para nada si al final la persona no fuera capaz de valorar los procesos de crecimiento, recolección y preparación de la comida. Al agradecer el ciclo de la vida, el cuerpo humano recibe los beneficios espirituales de tal acto.

Liberarse del dolor

Existen numerosos estudios científicos que avalan la práctica del yoga como terapia complementaria para aliviar el dolor crónico.

La práctica de asanas junto a la meditación reduce el malestar de personas que padecen dolor crónico en el aparato muscular, en el sistema óseo, personas que sufren alteraciones del sueño, cansancio o bien enfermedades multisintomáticas que afectan a diversos órganos.

La combinación de yoga con asanas y ejercicios específicos desbloquea el cuerpo de su rigidez y tensión diaria. Ello encamina hacia la relajación, en una acción coordinada entre mente y cuerpo. La tensión que produce el dolor en el cuerpo humano se ve reducida bajo la acción de visualizaciones mentales que le lleven a centrarse en la respiración y en el pensamiento.

El yoga también puede servir para acercarnos al dolor desde la observación del propio cuerpo y de la mente. Porque comprendiendo todas esas resistencias mentales que impiden sentirse mejor se puede conseguir paliarlo.

El practicante de yoga trabaja constantemente su cuerpo, desarrollando y robusteciendo la visión interior de una forma objetiva. La conciencia surge de esa relación entre el cuerpo y la mente, identificada con todo lo que sucede a su alrededor. El yoga trata de romper ese esquema tradicional y liberar a la conciencia del dolor existencial.

Controlar el estrés

En algún momento u otro, casi todo el mundo ha tenido que enfrentarse a situaciones de estrés. Sobrellevarlo no es tarea fácil. Sólo con una gran dosis de disciplina física y espiritual es posible combatirlo.

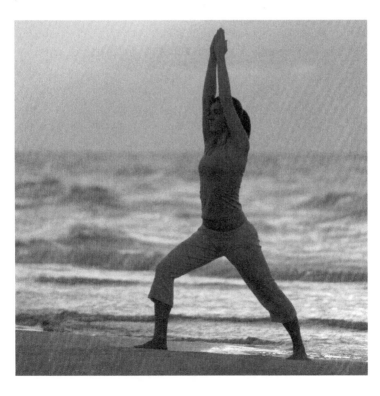

En ese ámbito, el yoga consigue canalizar y dar razón efectiva al estrés. Su práctica no es la única terapia que puede combatirlo pero sí es quizá la más natural. Las posturas y la respiración producen conjuntamente sensación de relajación en la musculatura, estimulando las células del organismo para tal fin, y como consecuencia también se reestablece el equilibrio mental.

Al practicar yoga de forma regular se consigue que los sentidos distraigan a la mente de un entorno exterior agresivo, retornándolos a su esencia e interiorizando cada nuevo estímulo. En palabras del propio Patanjali: «Controlando las ondas de pensamiento o las fluctuaciones de la mente alejamos la causa del estrés».

Los sentidos son controlados por la mente. Si el individuo es capaz de dominar sus pensamientos, entonces es capaz también de controlar sus sentidos. Al llegar al estado de relajación se activa el control de las emociones, analizando cada una y descartando la que no sea beneficiosa. Una persona relajada posee una energía dinámica que no se disipa, y por tanto ninguno de los síntomas propios del estrés, tales como la migraña, la fatiga o la hipertensión, ocurren.

No todo el estrés debe considerarse nocivo para la persona. En función de sus características, se pueden distinguir dos tipos de estrés. Aquél que puede motivar a un individuo a desarrollar su creatividad y esforzarse en su realización se dice que es un estrés positivo. En cambio, el que conduce a una mala salud o que socava el edificio emocional es un estrés negativo.

Tanto la mente como el cuerpo se ven afectados por el estrés físico, emocional, intelectual o fisiológico. En ese caso, músculos y articulaciones se tornan tensos, se producen contracciones llegando incluso a provocar temblores o respiración forzada. El estrés provoca enfermedades, algunas leves pero otras pueden llegar a ser graves.

Práctica del yoga para llegar a la paz interior

El yoga es una actividad que conduce a experimentar la paz interior, gracias a los beneficios de cada una de las posturas y a la regulación de la respiración. Su práctica purifica la sangre, los nervios y los diferentes órganos del cuerpo. La meditación sirve para controlar los pensamientos, reducir las tensiones y aumentar el autocontrol.

Gracias al yoga el cuerpo humano experimenta cambios sustanciales que favorecen la recuperación de conceptos como la salud o la felicidad.

- Respiración consciente: Al respirar profundamente, aumenta la capacidad pulmonar y se hay un mayor transporte de oxígeno a los distintos órganos, eliminando toxinas nocivas para el cuerpo humano. La respiración consciente nutre de energía (prana) al cuerpo, activando los chakras, por lo que aumenta la autoestima y otorga sensación de bienestar.

- Meditación consciente: Este ejercicio de atención mental favorece la concentración del momento presente, del aquí y el ahora. Reduce el estrés y se eliminan múltiples dolencias. Además, favorece la capacidad de concentración del individuo y mejora su rendimiento intelectual.

- Posturas de yoga: Las asanas son movimientos conscientes y controlados enfocadas a ejercitar los músculos que permanecen más inactivos a lo largo del día, estimulando la flexibilidad y liberando las articulaciones. Es una práctica que reduce los riesgos de osteoporosis y corrige pequeños desviamientos de la columna vertebral. Cuando se llega a las posturas invertidas se activa la circulación sanguínea y se regula la presión arterial, activando el sistema inmunitario.

• Relajación consciente: Con el control sobre la respiración se relaja el sistema nervioso y la tensión cardíaca se estabiliza a niveles normales, por lo que se elimina el estrés físico y mental del individuo.

4. Alcance y profundidad del yoga

Los estudios científicos sobre los beneficios del yoga para la salud empezaron en 1924 en el Instituto de Yoga Kaivalyadhama de Bombay. Desde entonces, investigadores de todo el mundo han ido sumando datos sobre el alcance y profundidad de su práctica y las mejoras fisiológicas y psicológicas que produce.

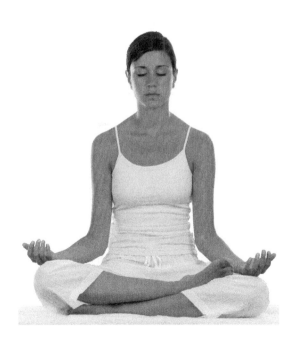

El yoga terapéutico

Se trata de una práctica muy eficaz para aquellos que pretendan recuperarse de una lesión o una enfermedad ya que combina las posturas de apoyo con el yoga más suave, técnicas de relajación y técnicas de meditación guiada. Es una excelente opción para quienes desean reducir el estrés de su

Los efectos del hatha yoga

Los estudios demuestran que la utilización efectiva de esta intervención física facilita el cambio de personalidad confiriendo credibilidad a la terapia que se aproxima al cuerpo/mente. La influencia que tienen las posturas al equilibrar el sistema nervioso autónomo, crea un entorno fisiológico más calmado y menos ansioso. Los índices fisiológicos, las pruebas psicológicas y los informes personales han medido los cambios en la personalidad que esto puede permitir. Hay también razones para suponer que existen menos quejas psicosomáticas en los practicantes regulares del yoga debido a la manipulación directa de los músculos y de las vísceras, el equilibrio del sistema nervioso autónomo y el descenso de la ansiedad (…).

Fuente: Harrington, Joan, «Phsyiological and Psychological Effects of Hatha Yoga: A Review of the Literature», en Research Bulletin, *vol.5, nº1, pp. 38-39, Himalayan Institute.*

vida cotidiana y supone, además, una profunda experiencia meditativa que ofrece la oportunidad de alejarse de la realidad cotidiana para adentrarse en el pozo de sabiduría que reside en cada persona.

El proceso de transformación física

Cuando se promueve la mejora de una parte del organismo se promueve al tiempo la mejora del sistema en su conjunto ya que todas las partes del cuerpo interactúan entre sí.

La postura perfecta es el resultado del equilibrio uniforme entre contracción y relajación de las fuerzas opuestas de los músculos alrededor de las articulaciones. Los músculos trabajan en oposición, cuando uno se contrae, su opuesto se relaja.

La persona que se inicia en la práctica del yoga de manera regular tiende a evitar los cambios posturales salvo que reciba la influencia de un factor externo. Por ejemplo, una persona que tienda a poner las piernas en equis realizará los ejercicios de manera que mantenga la tensión en sus piernas con tal de reforzar la postura a la que está habituado.

Para que tenga lugar cualquier cambio el cuerpo debe tener la suficiente vitalidad y la mente la necesaria claridad como para manifestar la intención de cambiar. Debe existir una motivación real, que puede ser el dolor, la incomodidad o el mismo deseo profundo de cambio para llevar adelante este proceso.

Pequeños cambios para una vida más saludable

Para conseguir un cambio sustancial es necesario prestar atención a las necesidades de fortalecimiento del cuerpo y producir la relajación necesaria alrededor del desequilibrio de la persona. Si se trata únicamente de compensar la tensión física sin comprender la realidad dinámica de la contracción y la relajación, se pueden llegar a producir cambios no deseados en otras partes del cuerpo.

Los desequilibrios de las posturas se corrigen de manera gradual y sistemática. Cualquier cambio físico significa también un cambio en las estructuras mentales, por tanto se ampliará también la conciencia espiritual.

Es por ello que quien se inicia en la práctica del yoga lo hace con ciertos desequilibrios en su cuerpo, fenómeno absolutamente normal, por lo que resulta muy beneficioso que empiece siempre con la serie de liberación de las articulaciones, ya que es un modo de analizar su cuerpo y liberar articulaciones restrictivas. Los ejercicios de aislamiento preparatorios resultan muy efectivos para liberar las articulaciones de la columna vertebral y fortalecer los músculos más debilitados.

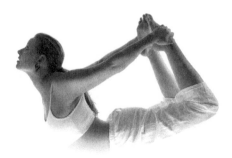

Una sesión de estiramientos

Antes de efectuar una sesión de yoga es necesario preparar el cuerpo con una suave sesión de estiramientos, ya que favorecen la movilidad normal de las articulaciones, entre otras razones de peso.

- La contracción de los músculos estimula el cerebro neurológico.

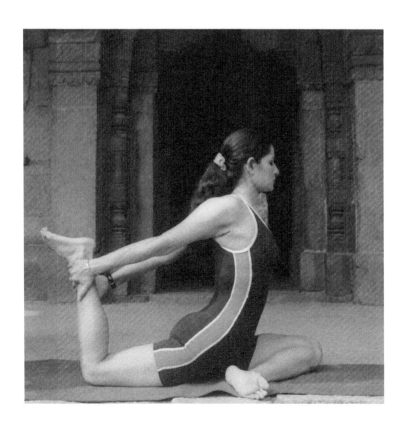

- Los estiramientos permiten la relajación de los músculos, y hacen que estos reciban un mayor caudal sanguíneo.
- Si se ha producido una lesión en un músculo o una lesión en una articulación, el resto de músculos y articulaciones compensan su función si son debidamente estimulados.
- Los músculos en tensión crean debilidad en sus opuestos. Al relajarlos, se destensan, se fortalecen sus antagonistas.
- Un músculo en tensión desequilibra todo el sistema y por tanto el equilibrio natural del cuerpo.
- Los músculos en tensión tienen una movilidad menor y por tanto su rendimiento energético también es menor.
- Con el fin de mantener su integridad, los ligamentos necesitan movimientos completos de sus articulaciones.
- Los órganos internos pueden no funcionar óptimamente como consecuencia de alineaciones estructurales defectuosas.

Expectativas y objetivos

La mayoría de beneficios del yoga son subjetivos y difíciles de cuantificar. Es importante disponer de un objetivo a la hora de iniciarse en el yoga, ya que ello evaluará los progresos realizados.

Son muchos los objetivos que se pueden trazar a la hora de empezar la práctica del yoga, entre otros mejorar la postura, aumentar la fuerza, tener mayor flexibilidad, mejorar la salud digestiva o controlar el estrés.

La capacidad del ser humano que tiene de usar sus experiencias pasadas puede proporcionar información útil para descifrar, registrar e interpretar lo que le está sucediendo en cada momento. Sin embargo, ese mismo historial que arrastramos también puede ser un tremendo condicionante a la hora de adaptarnos a nuevas circunstancias. Las ideas preconcebidas condicionan la manera de actuar y la manera de percibir nuevas enseñanzas. Como resultado, pasamos de la acción consciente a la acción mecánica.

Y son las acciones mecánicas las que nos impiden captar nuevos matices y circunstancias que ocurren alrededor, nuevas enseñanzas que no asimilamos por creerlas ya sabidas. Esta forma de pensar niega la esencia misma de la vida, que es esa capacidad de transformación constante que tienen las cosas y los objetos.

Esa manera de centrar nuestra atención en el resultado y no en el proceso nos imposibilita a llegar al resultado final en plenitud consciente, bloqueando toda posible creatividad y obviando las nuevas oportunidades que se nos presentan.

Por eso es muy importante que el principiante de yoga tenga esa capacidad para enfocar la energía en el aprendizaje del presente, en ser plenamente consciente de lo que sucede en su cuerpo y en su mente. Los patrones mecánicos de pensamiento, meditación, respiración o asanas ven disipada su energía y no participan en plenitud del momento presente.

Unas expectativas demasiado altas crean obstáculos que impiden acercarse a la esencia del ser, y por el contrario, aprender a ser conscientes del hoy y el ahora es la manera más inteligente de poner en un mismo plano el esfuerzo con la intención de quien se inicia en el yoga.

El lenguaje del cuerpo

La postura que adquiere el cuerpo humano afecta a cada sistema del organismo, y no sólo al sistema músculo esquelético, como podría pensarse. Así, los sistemas endocrino, inmunológico o respiratorio reflejan también determinados hábitos posturales. Por ejemplo, cuando una persona está deprimida su pecho tiende a encogerse, tiende a respirar menos, haciendo que su sistema respiratorio funcione de manera menos eficiente. Una persona con los hombros elevados significa que está sometida a ciertas tensiones y que asume más responsabilidades de las que debiera.

El lenguaje de las posturas del cuerpo es instintivo, contiene una información psicológica que utilizamos diariamente para expresar emociones. Al liberar el cuerpo de la tensión, éste se expresa con mayor grado de felicidad y de una forma más natural.

La práctica del yoga hace que el cuerpo sea más sensible a las enfermedades, logre atisbar sus indicios y tome las medidas oportunas para que no suceda. Cualquier situación de estrés crea cambios en la tensión muscular y en la postura. La prescripción por parte de un terapeuta de ciertas posturas servirá para adaptar nuevas posturas que alivien la tensión. Sólo es necesaria una mente abierta para adaptarse y hacer un ejercicio de introspección que transforme los patrones subyacentes de antaño.

5. Aplicaciones del yoga a las enfermedades más corrientes

Aerofagia

La aerofagia es la presencia de gases en el estómago que pueden expulsarse por la boca en forma de eructos o bien a través del ano. Se forman en el intestino grueso al hacer la digestión por la flora intestinal. Si se producen de forma excesiva suelen producir dolores abdominales que pueden ser agudos o bien ser leves aunque persistentes, en cuyo caso se suele hablar de pesadez de estómago.

Es un síntoma muy molesto pero no suele dar lugar a enfermedades importantes. Entre las causas más comunes suelen citarse:

- Comer con excesiva rapidez, por lo que se traga demasiado aire en cada ingesta de alimentos.
- Comer demasiados alimentos ricos en fibra.
- Tomar alimentos que el cuerpo no tolera bien, caso de la leche para los intolerantes a la lactosa.

- Problemas pancreáticos.
- Alteraciones de la flora intestinal debido al uso de antibióticos.

Se deben excluir las bebidas gaseosas y los alimentos que fermentan, como las legumbres secas, el pan, las salsas o las coles. Además, es importante comer despacio y tomar una infusión digestiva después de cada comida.

El yoga puede ayudar regularizando el sistema nervioso mediante una serie de asanas concretas:

- **La postura del bastón (1).**
- **La postura de la eliminación (2).**
- **La postura de la barca (3)** reduce la producción de gases abdominales y favorece su eliminación.
- **La postura del saltamontes (4)** tiene una acción preventiva y curativa, siendo de efecto muy favorable a la hora de hacer la digestión.

Agudeza visual

La agudeza visual es la capacidad que tiene el sentido de la vista en percibir, detectar o identificar objetos bajo unas condiciones óptimas de iluminación. Para detectar un problema en la visión se suele utilizar el denominado test de Snellen, formado un conjunto de letras que van de mayor a menor tamaño en vertical. Cuantas más letras sea capaz de ver nítidamente el paciente en las líneas inferiores, mejor agudeza visual tendrá.

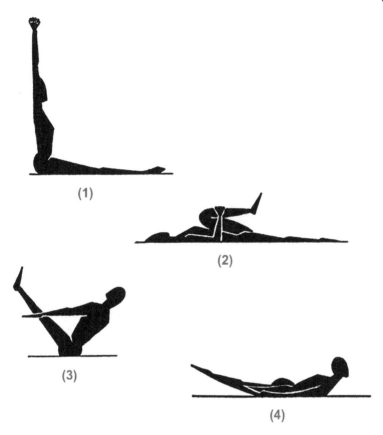

(1)

(2)

(3)

(4)

El yoga utiliza las técnicas respiratorias del pranayama y las asanas favorecedoras de la circulación sanguínea por sus efectos beneficiosos sobre la visión. En cuanto a la respiración, suele utilizarse el método de respiración shitali, que consiste en hacer una serie de movimientos con la cabeza para movilizar las cervicales al tiempo que entrecierra la boca dejando la lengua en forma de O. De esta manera se inhala el aire por la boca y se exhala por la nariz muy lentamente.

Iris White y Roger Colson

Las asanas que se consideran favorecedoras de la visión son:

- **La postura del arado (5).**
- **La postura de la cobra (6).**
- **La postura del arco (7).**

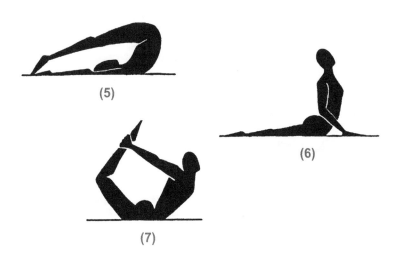

(5)

(6)

(7)

Anginas

La amigdalitis, también conocida popularmente como anginas, es una inflamación de dos masas carnosas que se hallan en la pared lateral de la orofaringe, a cada lado de la garganta. La causa más común es el ataque de un virus o bacteria y suele manifestarse en forma de dolor local intenso, alteraciones en la deglución, y en ocasiones acompañada de fiebre, dolor de cabeza y malestar general.

El yoga está contraindicado en la fase aguda de la enfermedad, y sólo una vez superada ésta pueden ejercitarse algunas asanas como forma preventiva para evitar que las anginas vuelvan a inflamarse. Son favorables, en estos casos:

- **La postura del arado (8).**
- **La postura shirsana (9),** vertical cabeza abajo, ya que mejora la resistencia a las infecciones de las vías aéreas superiores.

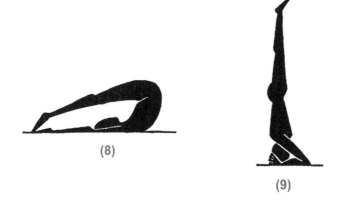

(8)

(9)

Las personas con la garganta delicada o susceptible a los ataques constantes de virus y bacterias deben evitar las técnicas respiratorias en que el aire penetra con fuerza durante la inspiración.

Artritis

Se trata de una enfermedad degenerativa de las articulaciones consistente en la inflamación o desgaste de una articulación.

Es importante distinguir entre artritis y artrosis. La primera es de naturaleza inflamatoria, mientras que la segunda es de carácter degenerativa.

Normalmente, la artritis aparece cuando una lesión no cura como debiera. Su riesgo puede ir desde leve, con ligeros dolores o molestias, hasta aguda o crónica, cuando las articulaciones están inflamadas hasta el punto de impedir el normal movimiento de las articulaciones. Cuando la artritis no se halla en una fase muy avanzada, suele tratarse con tratamientos especializados y sesiones de terapia. Cuando se halla presencia de líquido en el interior de la articulación se conoce como derrame sinovial.

Los síntomas más comunes de la artritis son:

- Limitación de los movimientos.
- Hinchazón de las articulaciones.
- Dolor en la articulación.
- Temblor en extremidades, y en especial en las manos.
- Pérdida progresiva de la fuerza.
- Deformación de la parte del cuerpo afectada.

El yoga no prescribe casi en ningún caso el tratamiento de la artritis mediante asanas. Sí, en cambio, se pueden emplear técnicas respiratorias del pranayama. Antes de iniciar alguna asana es preciso que los dolores hayan remitido por completo. En ese caso, el yoga puede servir para evitar el peligro del anquilosamiento de la musculatura que ha permanecido inmovilizada y mantener la forma mediante contracciones estáticas.

Artrosis

La artrosis es una enfermedad producida por el desgaste del cartílago que favorece cualquier articulación. Se trata de una enfermedad reumática que suele afectar a las personas de mayor edad. Con el desgaste por el paso del tiempo, la superficie del cartílago se rompe, lo que hace los huesos friccionen el uno contra el otro, lo que genera dolor, hinchazón y pérdida de movimiento en las articulaciones.

Las zonas más frecuentes que pueden afectarse son la espalda, el cuello, la cadera, la rodilla, las manos y los pies.

Los dolores empiezan con el movimiento y remiten en reposo. Es importante evitar en estos casos la humedad y los sobreesfuerzos articulares.

El yoga no puede practicarse en los periodos en que el dolor sea más visible. En los momentos en que el dolor remite se pueden practicar las asanas más fáciles, siempre bajo la supervisión de un terapeuta y en los casos en los que la artrosis no tenga un carácter más generalizado. Cuando la localización del dolor sea muy determinada, es importante evitar los esfuerzos en las articulaciones afectadas, en cambio se puede poner el foco en aquellas otras que estén sanas para evitar la artrosis.

Artrosis cervical

La artrosis cervical afecta a la columna a partir de una degeneración del cartílago que hay en las articulaciones de cada vértebra. Dicha degeneración acaba por afectar los discos invertebrales, estrechando el espacio entre la médula espinal y los huesos. Cuando sucede esto, los nervios se inflaman por lo que aparece el dolor en zonas como los hombros o los brazos.

Los síntomas más habituales son:

- Dolor de cabeza.
- Sensación de debilidad muscular.
- Hormigueo en brazos y manos.
- Pérdida de equilibrio.
- Dolor crónico en cuello y rigidez.

Las asanas o posturas favorables que se pueden emprender cuando el dolor remite son las que se realizan sentado y que ejercitan estiramientos sobre la zona del cuello. Por ejemplo:

- **La postura de la montaña (10)**
- **La postura de atentos (11).**
- **La postura del árbol (12).**

Son beneficiosas todas aquellas posturas que implican flexión del raquis cervical, siempre que se realicen con suavidad y en ausencia de dolor. También es muy recomendable utilizar una técnica conocida como Jalandhara bandha, o contracción de la garganta. Mediante esta técnica se controla la red de nadis, nervios y vasos sanguíneos que fluyen desde la garganta hasta el cerebro. Al cortar la circulación de los líquidos de la cabeza se detiene el flujo descendente de los líquidos de la cavidad del paladar.

Al mantener la respiración durante un tiempo e inclinar la cabeza hacia delante se crea una fuerte estimulación nerviosa

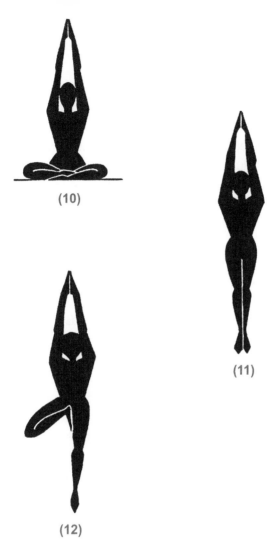

(10)

(11)

(12)

y se hace un suave estiramiento de las meninges. Esta sutil presión abre los nudos, ajusta el ritmo cardiaco, la presión sanguínea y los ritmos de las ondas cerebrales.

La estimulación en la garganta equilibra la función de la tiroides y por tanto el metabolismo en la producción hormonal. Cada músculo, cada nervio, cada glándula de la zona del cuello se estira y se abre, se contrae y se expande con esta técnica, por tanto se regula el sistema nervioso, se fortalece y se estabiliza.

En cualquier caso, si se padece artrosis cervical, hay que evitar las posturas que repercuten el peso del cuerpo en la zona del cuello, o las que ejercen sobre esa zona presiones que puedan afectar sus órganos.

Artrosis lumbar

Como las otras articulaciones del cuerpo, las que conforman la columna están también sometidas a la edad y al desgaste. Lo más habitual es que se produzca una discopatía junto a una degeneración del cartílago de las articulaciones. Al producirse la calcificación de los ligamentos se produce dolor lumbar que aumenta con los movimientos de extensión del tronco. Se trata de un dolor que aumenta al levantarse de una silla y mejora al caminar.

Las causas pueden ser muy diversas, pero las más habituales son la sobrecarga excesiva (por un esfuerzo continuado, por ejemplo) o bien una alteración del cartílago debido a un reumatismo. Una de las complicaciones más frecuentes es la neuralgia del nervio ciático.

Cuando hay dolor agudo es recomendable hacer reposo absoluto. En los casos de artrosis crónica la persona debe abstenerse de levantar pesos demasiado grandes y en todo caso asegurarse de hacerlo con la técnica adecuada. También deben evitarse los movimientos bruscos de flexión, los viajes largos y las fuertes vibraciones.

En este caso, como en cualquier otra artrosis, la persona debe abstenerse de realizar cualquier asana en una fase aguda. Si aparece dolor lumbar durante la realización de una postura, indica la necesidad de cesar la actividad de inmediato.

Las posturas que parten del decúbito supino refuerzan la parte baja de la columna pero deben cuestionarse en caso de dolor o dificultad durante su ejecución. En cambio, las que partiendo de esta misma posición no permiten la movilización del tronco ni de los miembros inferiores suponen un alivio de la zona lumbar, ya que no soporta el peso corporal. Además, relajan los músculos de toda la zona.

- **La postura con flexión-extensión de las piernas sobre la pelvis (13).**
- **La postura sedante en pinza (14).**

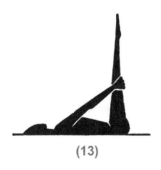

(13)

(14)

Iris White y Roger Colson

- La postura del cuerpo muerto o shavasana (15).
- La mudra de estómago (16).
- La postura del perro cara al cielo (17).
- La postura de la cobra (18).
- La postura del arco (19).
- La postura del saltamontes (20).

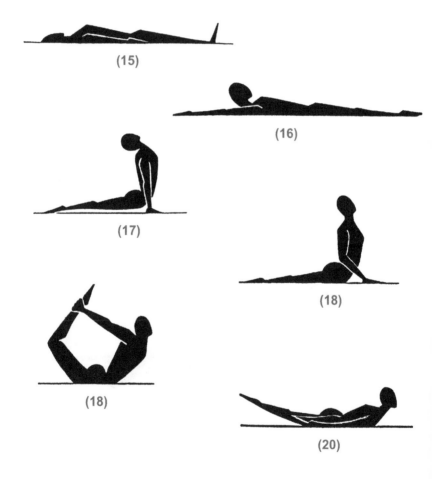

(15)

(16)

(17)

(18)

(18)

(20)

Todas estas asanas se reservan a los tratamientos preventivos para evitar el anquilosamiento de la parte inferior de la espalda o remitir el dolor moderado.

Asma

El asma es una enfermedad crónica de los pulmones que inflama las vías respiratorias, lo que provoca su estrechamiento. Esto lleva a la obstrucción de las vías, por tanto hay dificultad para que pase el aire.

Los síntomas del asma pueden desencadenarse por la inhalación de alergenos, sustancias desencadenantes de las alergias. Entre las más comunes destacan:

- El pelo de algunos animales.
- El polvo o los ácaros que viven en él.
- Cambios en el clima.
- Ejercicio.
- Moho.
- Polen.
- Infecciones respiratorias.
- Humo del tabaco.

La mayoría de personas que padece asma tiene ataques esporádicos seguidos de periodos asintomáticos. Aunque muchas personas lo padecen debido a una situación personal, en otras es debido a antecedentes familiares. Los ataques de asma pueden durar desde algunas horas a muchos días y los síntomas más comunes son:

- Tos.
- Dificultad para respirar.
- Sibilancias que suelen empeorar por la noche y desaparecen cuando se utilizan medicamentos que dilatan las vías respiratorias.

Los pacientes que han practicado yoga durante cierto tiempo obtienen grandes beneficios, ya que disminuye la intensidad y la frecuencia de las crisis en los casos de alergias a determinadas sustancias. Cuando el asma se debe a factores psicosomáticos, los pacientes también mejoran con su práctica. Se ha comprobado que el estrés es una de las causas principales de las crisis asmáticas; el yoga, en ese sentido, puede resultar muy beneficioso ya que disminuye la sensibilidad a las repercusiones del estrés y mejora el control de la vida afectiva. En cambio, el asma que tiene como causa un trasfondo infeccioso, el yoga resulta beneficioso pero sólo de forma parcial e inconstante, siendo primordial la restitución de la defensa inmunitaria.

Se suelen practicar posturas equilibradas, con alternancia de flexiones y extensiones y un trabajo respiratorio consistente en la reeducación diafragmática. Los resultados son efectivos en dos o tres años, disminuyendo notablemente las infecciones de las vías respiratorias. Es importante que durante la fase aguda de crisis asmática no se practique ninguna postura que sería desfavorable para la recuperación. Éstas deben dejarse para la fase menos crítica o para los periodos de calma entre una crisis y la siguiente. En esos momentos se pueden utilizar asanas como:

- **La postura de la cobra (21).**
- **La postura del arco (22).**

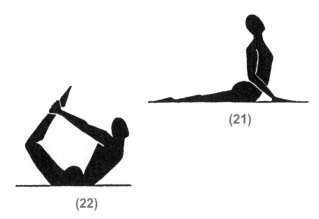

(21)

(22)

Y al tiempo se intensificará la reeducación respiratoria, aprendiendo a respirar con el diafragma.

- **En los casos de crisis intensa:** Es recomendable que el paciente utilice algún mudra o gesto sagrado capaz de trasladarlo a un estado de consciencia en el que vea aliviada la fase de espiración. No debe realizar ningún otro tipo de esfuerzo suplementario, limitándose a relajarse mediante alguna sencilla técnica que alivie su fatiga.
- **En los casos de crisis moderada:** El yoga tendrá como objetivo, en este caso, favorecer la espiración mediante sencillas posturas que abran la caja torácica y las vías respiratorias. Son las llamadas posturas de repliegue, que facilitan la expulsión del aire:

- **La postura sedente de la pinza (23).**
- **La postura sedente con flexión de la pelvis (24).**

(23)

- La postura del diamante en fase de «hoja doblada» (25).
- Repliegue corporal con redondeo de la espalda en postura fetal (26).

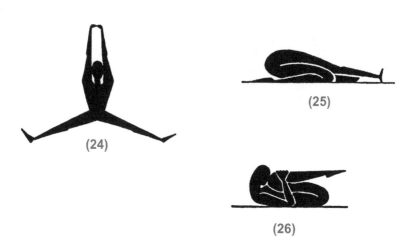

(24)

(25)

(26)

Calambres

Los calambres son contracciones o espasmos musculares involuntarios de uno o más músculos. Suelen tener lugar después de realizar ejercicio físico o bien por la noche mientras se duerme. Pero también pueden aparecer si hay una transpiración excesiva o durante el embarazo.

Estos espasmos suelen ser muy dolorosos y sólo un masaje suave puede aliviar ese dolor. Su causa es un mal funcionamiento de algunos nervios, aunque también pueden ser debidos a otras causas:

- Distensiones o exceso de uso de un músculo.
- Deshidratación.

- Falta de minerales.
- Un insuficiente nivel de sangre que llega a los músculos.

Aunque suelen afectar sobre todo a los gemelos, también pueden manifestarse en el muslo, el pie, o en los músculos abdominales.

Algunas posturas tienen una reputación favorable para evitar los molestos calambres. Tales son:

- **La postura de la cabeza de vaca (27)**, esto es, sentado en el suelo con la pierna izquierda doblada hacia dentro y el pie izquierdo en la nalga, se flexiona la pierna derecha y se cruza por encima de la izquierda. Con la cabeza y el tronco erguido, se pasa el brazo izquierdo por encima del hombro hacia la espalda y el derecho por debajo también hacia atrás, juntando ambas manos en la espalda.
- **La postura de la silla (28)**, especialmente indicada para los calambres en los pies.

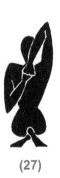

(27)

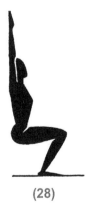

(28)

Para regularizar el sistema nervioso también será necesario realizar una respiración favorable, modulada y relajante, tumbado de espaldas o de costado, practicando una y otra vez la inspiración consciente.

Cefalea

La cefalea es la molestia o dolor que se localiza en cualquier parte de la cabeza y que se produce de manera frecuente. En ocasiones puede ir acompañado de lagrimeo en los ojos y congestión nasal. Pueden presentarse a cualquier edad pero es en la adolescencia y hacia los cuarenta años cuando son más comunes.

Se trata de un trastorno benigno y en la mayoría de ocasiones cede con algún analgésico. Pero también pueden darse casos que deriven de enfermedades más graves, tales como meningitis, tumores cerebrales o hemorragias craneales. En cualquier caso, las cefaleas causan un perjuicio a quienes la padecen por el dolor y sufrimiento que ocasionan.

Las cefaleas más agudas afectan a un 20% de la población, mientras que las afectaciones más leves pueden llegar en algunos países a un 50% de la gente.

Lo más recomendable en estos casos es hacer reposo y guarecerse en una habitación sin ruido y con poca o nula claridad. El alcohol resulta muy perjudicial en estos casos pero en cambio el café y el té pueden tener repercusiones favorables en algunas personas aunque en otras puede estar contraindicado.

También pueden aplicarse compresas frías sobre la frente que favorezcan la circulación sanguínea.

No es recomendable practicar yoga en los períodos de crisis, pero en los momentos en que cese la cefalea hay diversas posturas que ayudan a combatir los zumbidos de oídos y combaten las cefaleas de origen congestivo. En general son muy útiles las posturas que elevan los brazos por encima de la cabeza y entrecruzan los dedos de las manos, ya que de esta manera se realiza una autoelevación con estiramientos de la columna vertebral.

- **La postura de flexión de pie (29).**
- Cuando la cefalea se fundamenta en una tensión patológica del raquis cervical es muy útil practicar la asana conocida como **cabeza de vaca (30).**

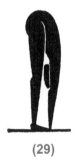

(29)

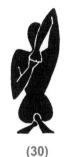

(30)

Celulitis

Se trata de la acumulación de tejido adiposo en distintas zonas del cuerpo, formando nódulos de grasa. Más del 85% de la población femenina presentan algún grado u otro de celulitis después de la pubertad, ya que se trata de un fenómeno ligado al desarrollo hormonal.

Es necesario recordar que la celulitis no es síntoma de ninguna enfermedad, y que se trata de un fenómeno que preocupa mucho a una sociedad que fundamenta su preocupación en criterios básicamente estéticos.

El tratamiento anticelulítico resulta siempre de una combinación de ejercicio físico y de vida al aire libre. Pero también es muy importante tener un horario regular para las comidas, una dieta rica en vitaminas y oligoelementos y además sea variada. Debe evitarse la ingesta de bebidas alcohólicas, el tabaco, los alimentos precocinados y reducir el consumo de sal.

La práctica del yoga será muy importante en estos casos ya que puede ayudar en diversas facetas:

- Puede remediar y regularizar las anomalías circulatorias.
- Puede regular la función ovárica.
- Disipa la hipertensión, que en muchos casos puede ser la génesis de la celulitis.
- Combate la insuficiencia respiratoria crónica.

Ciática

Cuando se habla de ciática, es difícil desligarla a la idea de dolor, debilidad o sensación de hormigueo en las piernas, causas todas ellas de una presión sobre el nervio ciático.

El nervio ciático comienza en la región lumbar y baja por cada pierna. Es el nervio encargado de controlar los músculos de la parte posterior de la rodilla que proporcionan sensibilidad a toda esa zona, a la parte inferior de la pierna y al pie.

El dolor suele ser más agudo en un costado que en otro y empieza siempre de manera lenta después de sentarse, durante la noche, al estornudar, toser o reír o al doblarse hacia atrás.

El reposo en cama no es recomendable, sí en cambio se ha de reducir la actividad los dos primeros días y evitar levantar cosas pesadas. Los ejercicios más recomendables una vez superada la fase crítica consistirán en fortalecer el abdomen y mejorar la flexibilidad de la columna.

El yoga no es recomendable en los casos de ataques más agudos ni en los momentos más álgidos de dolor, a excepción de la postura shavasana o de cuerpo muerto, totalmente extendido sobre una superficie dura, ya que no requiere de ningún esfuerzo físico.

De forma preventiva, y siempre que el dolor no afecte al funcionamiento normal del cuerpo, se puede practicar una serie de asanas que palían el dolor debido a sus propiedades sedantes.

- **La postura de la silla (31)**, que consolida la quinta vértebra lumbar.
- **La postura del diamante (32)**, que calma la irritabilidad del nervio ciático.

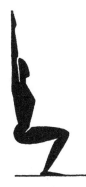

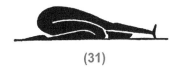

(31)

(32)

- **La flexión-extensión de las piernas sobre la pelvis (33)**, muy beneficiosa para evitar la presión de la vértebra sobre el nervio.
- **La postura de la fijación en ángulo sobre la pelvis (34).**
- **La flexión de la pelvis con extensión lateral (35).**

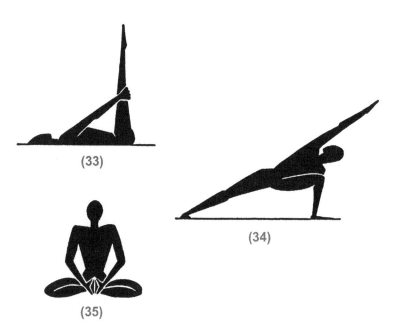

(33)

(34)

(35)

Cifosis

La cifosis es una deformación de la columna vertebral, que produce una curvatura o arqueamiento que lleva a la persona a adoptar una postura impropia en la región dorsal. Los síntomas más comunes de una cifosis son el dolor de espalda, fatiga y dificultad para respirar. Suele tratarse con una férula que corrija el desviamiento y alivie el dolor.

La detección precoz en los más jóvenes es fundamental para corregir a tiempo el problema y hacer una reeducación postural adecuada.

Hay una gran diversidad de asanas recomendables para prevenir la cifosis, entre ellas están las que se ejecutan de pie:

- **La postura del árbol (36).**
- **La postura de atención (37).**
- **La postura en triángulo de pie (38).**

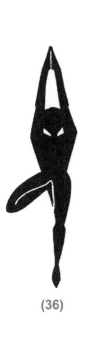

(36)

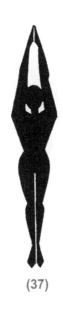

(37)

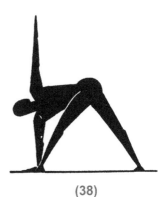

(38)

Entre las posturas sedentes:

- **La postura del bastón (39).**
- **La postura de la silla (40).**
- **La postura de la cabeza de vaca (41).**

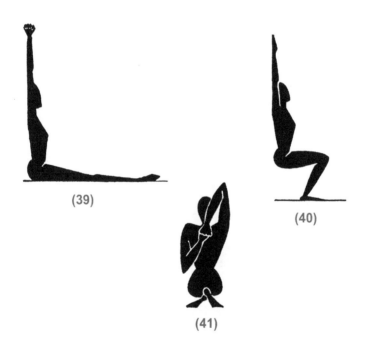

(39)

(40)

(41)

Entre las posturas en decúbito prono, esto es, acostados sobre el vientre:

- **La del perro cara al cielo (42).**
- **La del saltamontes (43).**
- **La del arco (44).**
- **La de la cobra (45).**

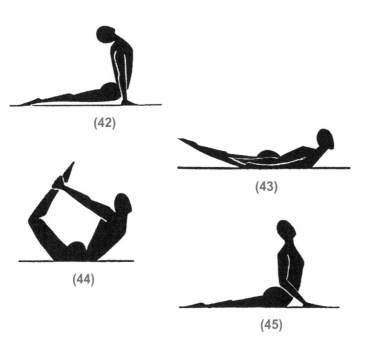

(42)

(43)

(44)

(45)

Entre las posturas con torsión:

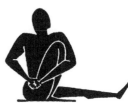

• **La postura de Marici (46).**

Entre las posturas en decúbito supino:

(46)

• **La de torsión en la zona del estómago (47).**

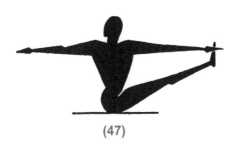

(47)

Circulación, anomalías de la

El aporte de oxígeno y el resto de los nutrientes a los órganos del cuerpo es fundamental para el buen funcionamiento del organismo. Los responsables de que la sangre circule abiertamente por el cuerpo son el corazón y los vasos sanguíneos.

Los trastornos circulatorios más frecuentes en nuestro entorno son:

- **La hipertensión:** Se produce cuando los valores de fuerza que la sangre ejerce sobre las paredes de las arterias son excesivos. En la mayor de las ocasiones esto se debe al sobrepeso, al consumo de alcohol o a una vida sedentaria.
- **La hipotensión:** Se trata del fenómeno contrario al anterior. Al ser la presión sanguínea baja, se producen mareos, vértigos, y una irrigación insuficiente a los órganos. Se asocia a problemas de varices, largas convalecencias, deshidratación o diarreas.
- **Trombosis:** Se produce cuando un coágulo obstruye una vena o arteria parcial o totalmente y se origina cuando por alguna causa hay una reducción de la velocidad del flujo sanguíneo. El tabaquismo es una causa fundamental en la detección de trombosis.
- **Úlcera venosa:** Se produce cuando una variz impide la llegada correcta de oxígeno a los tejidos y se suele dar en la parte más baja de las piernas.

- **Aneurisma:** Se llama así a la dilatación excesiva de las arterias o venas y su localización más habitual es en la aorta o en la base del cerebro.
- **Flebitis:** es la retención de sangre en las piernas debido a la inflamación de la pared de una vena.
- **Varices:** Son dilataciones de las venas que dificultan el retorno eficaz de la sangre al corazón. Suelen verse afectadas las extremidades inferiores y su causa fundamental es una vida sedentaria y la obesidad.
- **Embolia:** Se produce cuando un trombo que circula por distintos órganos del cuerpo llega a taponar una arteria, lo que ocasiona una lesión vascular severa por la falta de oxígeno a los distintos órganos.

Cuando se dice que una asana es capaz de mejorar la circulación, significa que suelen contrarrestar la pesadez de las piernas y los hormigueos de pies y manos. Sus efectos favorables también sirven para prevenir y eliminar la celulitis y la obesidad. Entre las asanas que se consideran favorables para evitar cualquiera de estas anomalías circulatorias están:

- **La postura del árbol (48).**
- **La postura de flexión en pie (49).**
- **La postura del diamante (50).**
- **La postura con flexión de la pelvis en estiramiento lateral (51).**
- **La postura de la cobra (52), aunque debe evitarse en el momento que se tiene la regla.**

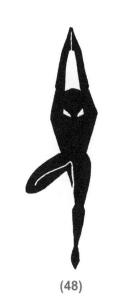

(48)

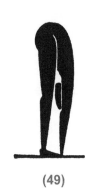

(49)

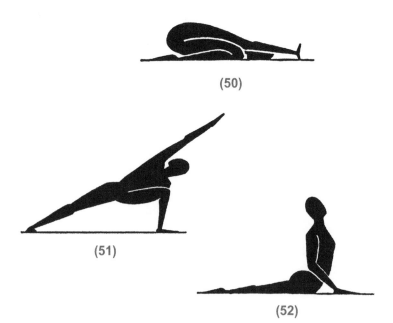

(50)

(51)

(52)

Colopatías

Las colopatías son enfermedades del colon y entre ellas, las más comunes son el estreñimiento, el síndrome de colon irritable y la enfermedad diverticular.

Desgraciadamente son cada vez más comunes debido al consumo de carbohidratos refinados. Para prevenir cualquiera de estas enfermedades es recomendable el consumo regular de fruta y verdura, tomar mucho líquido y alimentos ricos en fibra.

Al ser un problema intestinal suele venir acompañado de dolores agudos, dispepsia, ardor de estómago, estreñimiento o diarreas frecuentes y en algunos casos, migrañas e insomnio.

El yoga, en estos casos, suele calmar la ansiedad y disipar los espasmos, aleja los estados depresivos y compensa, mediante la respiración, el factor psicosomático que a menudo acompaña este tipo de molestias.

Concentración, capacidad de

La concentración mental consiste en centrar la atención de la mente sobre un objetivo, dejando de lado todas aquellas cosas que pueden interferir en la consecución de un fin.

Es importante tener capacidad de concentración en cualquier proceso de aprendizaje, dado que es imprescindible para adquirir nuevos conocimientos. Pero esta capacidad puede verse mermada o bloqueada por trastornos o enfermedades de todo tipo. El más común es el síndrome que bloquea la capacidad de atención y que es conocido como Trastorno por déficit de atención por hiperactividad.

También puede disminuir esa capacidad de concentración por otros motivos, como una disminución en el grado de motivación o un estado anímico inadecuado.

El yoga puede ayudar a tener una buena capacidad de concentración mediante la enseñanza de técnicas respiratorias.

- La respiración nadi shodana consiste en la inspiración y espiración mediante la alternancia de orificios nasales y sirve para calmar la agitación mental y favorecer la concentración.
- La respiración kapalabhati aumenta la irrigación mental mediante una serie de respiraciones rápidas.

También pueden resultar muy útiles una serie de asanas que favorecen las facultades psíquicas, tales como:

- **La postura de flexión en pie (53).**
- **La postura de Vasistha (54).**

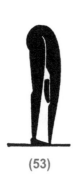

(53)

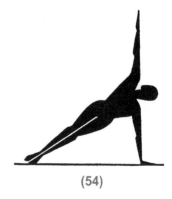

(54)

- La postura de perro hocico al cielo (55).
- La postura de la montaña (56).
- La postura del acorde perfecto (57).
- La postura del loto (58).

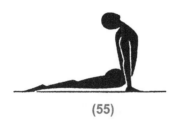

(55)

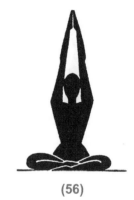

(56)

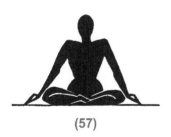

(57)

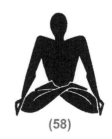

(58)

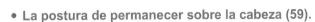

- La postura de permanecer sobre la cabeza (59).
- La postura de torsión en triángulo de pie (60).
- La postura del gran mudra (61).

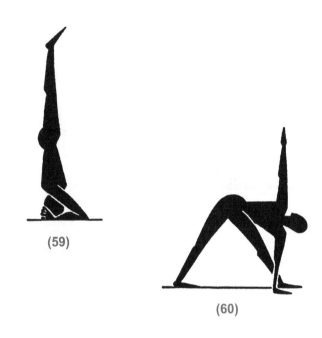

(59)

(60)

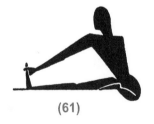

(61)

Depresión nerviosa

La depresión nerviosa se caracteriza por una gran sensación de tristeza, apatía, cansancio y desinterés por todo, una inabarcable sensación de nada vale la pena. Hay una serie de hechos externos que pueden llevar al individuo a sentir esta sensación: Problemas emocionales en el trabajo, problemas familiares, exceso de estrés y ausencia de ejercicio físico, medicamentos que inducen a la depresión, estados de fatiga mental, virus, o incluso el tabaco y el alcohol en exceso también pueden conducir a estas situaciones.

Suele haber un conflicto entre los que somos y lo que nos gustaría ser, en un temor a enfrentarse a uno mismo y tomar decisiones.

Este trastorno clínico puede no dar síntomas de tristeza y sí incapacidad para disfrutar de las actividades lúdicas, así como una vivencia poco motivadora.

La depresión puede tener importantes consecuencias personales y sociales, desde la incapacidad laboral a desarrollar una tarea hasta la falta de apetito.

El yoga puede ayudar a las personas con depresión nerviosa desde diversos ámbitos.

En primer lugar recomendando un ritmo respiratorio más lento, que le dé al individuo la sensación de poderlo controlar conscientemente. En ese sentido, suele practicarse el nadi shodana y la respiración completa practicada con lentitud y concentración.

También son importantes todas aquellas posturas que ofrecen sensación de relajación pero que conservan el dinamismo energético.

Iris White y Roger Colson

La shavasana terapéutica

Se trata de una postura corporal que enseña a relajar la tensión muscular. En esta asana se enseña dejar caer todo el peso físico del cuerpo y gradualmente, toda la tensión emocional acumulada.

Se trata, ante todo, de cobrar conciencia del tono muscular. Mientras que la mente y la concentración están alertas y atentas a la respiración, el cuerpo permanece inerte, absolutamente quieto. Los flexores y los extensores continúan oponiéndose incluso en este estado de reposo, el uno prevalece sobre el otro según el sentido del movimiento articular decidido por el cerebro.

Las posturas más favorables para los casos de depresión nerviosa son:

- **La torsión en triángulo de pie (62).**
- **La postura del árbol (63).**

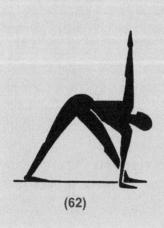

(62)

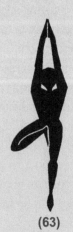

(63)

- La postura de flexión en pie (64).
- La postura de Marici (65).
- La postura del perro hocico al cielo (66).
- La postura de la tortuga (67).

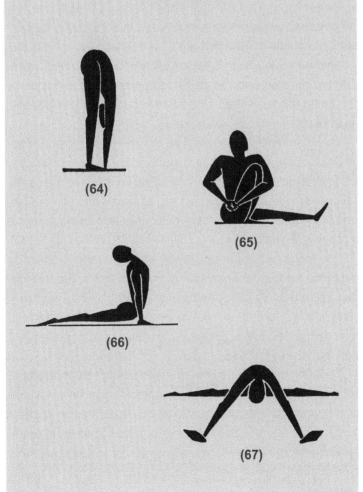

(64)

(65)

(66)

(67)

Digestión, problemas de

Las enfermedades digestivas son trastornos del aparato digestivo que suceden cuando éste es incapaz de digerir bien los alimentos. La digestión no es más que la descomposición en pequeñas partes (los llamados nutrientes) del alimento y las bebidas que la persona ingiere y que constituyen los pilares fundamentales de energía de las células.

Mientras que una indigestión se produce de manera ocasional y dura un periodo corto de tiempo, las dispepsias se producen habitualmente con cierta frecuencia y a lo largo de un periodo mínimo de tres meses.

La sintomatología más habitual incluye gases, acidez, dolor en la boca del estómago, etc., tanto leves como moderados. Otros tipos de síntomas que significarían un episodio más avanzado de la enfermedad podrían ser las heces con sangre, diarrea crónica, nauseas y vómitos, dolor en el abdomen y aumento o pérdida de peso.

Los motivos que pueden llevar a un problema crónico de digestión pueden ser muy diversos y van desde enfermedades que afecten a los distintos órganos del aparato digestivo (vesícula, páncreas, duodeno, esófago, etc.) hasta problemas de tiroides, intolerancias alimentarias, malos hábitos, estrés, etc.

Hay técnicas respiratorias que ejercen un efecto favorable sobre la digestión, por ejemplo la combinación de la respiración fraccionada peculiar de viloma con la espiración en ujjayi actúa sobre las molestias de origen psicosomático; la respiración tipo kapalabhati estimula la secreción del jugo gástrico; y mediante shitali se refresca la boca y se estimula la secreción gástrica.

Las asanas consideradas favorables para la digestión son:

- **La postura de la mudra de estómago (68).**
- **La postura de la cobra (69).**
- **La postura del bastón (70).**
- **La postura de la montaña (71).**
- **La postura de la barca (72).**

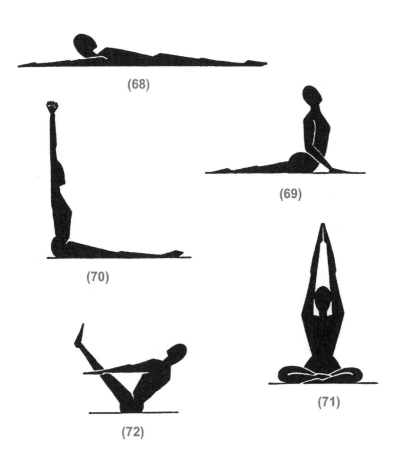

(68)

(69)

(70)

(71)

(72)

- La postura del medio puente con ligadura (73).
- La postura con torsión asentada a nivel de estómago (74).
- La postura de la pinza sedente (75).
- La postura de la tortuga (76).
- La postura del perro hocico al cielo (77).
- La postura de Marici (78).
- La postura del buitre (79).

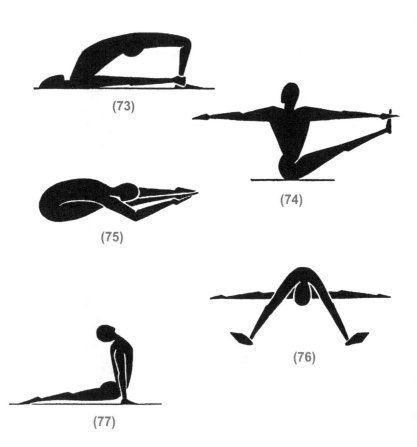

(73)

(74)

(75)

(76)

(77)

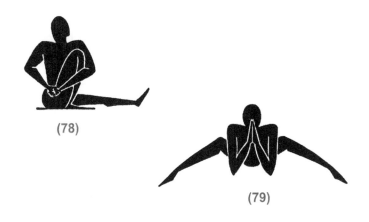

(78)

(79)

Embarazo

El yoga es altamente recomendable durante el periodo del embarazo de cara a una gestación favorable y a un parto menos traumático. Es altamente recomendable que una mujer embarazada no se inicie en el yoga por su cuenta y riesgo, sino que se ponga en manos de una persona titulada que le recordará qué posturas deben evitarse y cuáles pueden serle más favorables.

Las mujeres partidarias del parto sin dolor deben practicar técnicas de respiración que favorezcan tal propósito: nadi shodana, bhastrika, etc.

Por ejemplo, no son recomendables las posturas que parten del decúbito prono, como la postura de la cobra, la del arco o la del saltamontes.

En cambio, se acentuarán aquellas posturas que tiendan a evitar las desviaciones de columna y aquellas otras que impliquen un estiramiento del raquis y vigoricen la musculatura

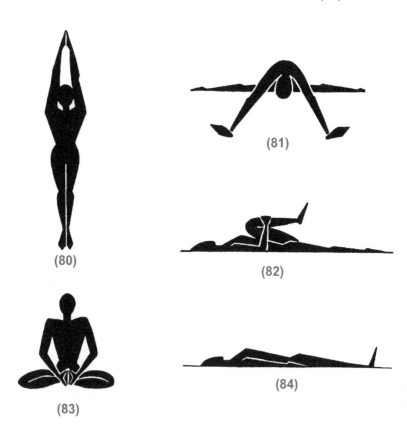

abdominal, torácica y dorso-lumbar, como la **postura de atención (80)**. Asimismo son altamente recomendables otro tipo de asanas que favorezcan la apertura de la pelvis y vigoricen las articulaciones:

- **La postura de la tortuga (81).**
- **La postura de la eliminación (82).**
- **La postura en ángulo de pelvis con ligadura (83).**
- **La postura del cuerpo muerto o shavasana (84).**

(81)

(80)

(82)

(83)

(84)

Enfisema pulmonar

En el pulmón existen unos pequeños espacios en forma de saco que se conocen como alvéolos pulmonares, donde se produce el intercambio entre el aire que recibimos del exterior con la sangre del cuerpo, se elimina el dióxido de carbono en la espiración y se mantiene el oxígeno en el interior del organismo.

En el cuerpo humano hay alrededor de 300 millones de alvéolos pulmonares. El enfisema es el deterioro de esos alvéolos, la dilatación de los bronquios y la pérdida de elasticidad de las estructuras pulmonares que se da en los varones a partir de los 50 años de edad.

Existen muchas causas para el enfisema pulmonar pero la más frecuente es debida al consumo de tabaco, que contiene productos químicos que deterioran las paredes pulmonares. También el medio ambiente es un factor de riesgo, ya que el humo de fábricas y coches es tremendamente nocivo.

Las técnicas respiratorias del pranayama son muy beneficiosas para la persona con enfisema pero también pueden conjugarse con una serie de asanas que desarrollan esa capacidad respiratoria imprescindible y que tienen el decúbito prono como punto de partida:

• **La postura de la cobra (85).**

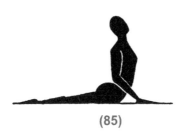

(85)

- **La postura del arco (86).**
- **La postura del saltamontes (87).**

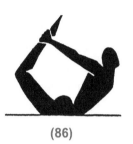

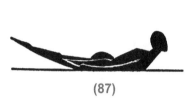

(86)   (87)

Escoliosis

La escoliosis es una desviación del raquis que da como resultado que la columna de una persona se curve de lado a lado. Vista a través de una radiografía e incluso a simple vista, la columna, más que recta, parece que se curve en forma de C o incluso de S. No se sabe con certeza la causa de esta desviación pero se atribuyen causas congénitas en la mayoría de ocasiones.

Los signos que atisban una escoliosis son:

- Una musculatura desigual a ambos lados de la columna.
- Prominencias en las costillas o en la escápula causada por la rotación de la caja torácica.
- Cadenas o piernas de desigual tamaño.
- Reflejos lentos.

Aunque la escoliosis puede aparecer a cualquier edad, la de tipo idiopática aparece en niños entre los 10 y los 12 años de edad, justo al inicio de la adolescencia.

En estos casos es importante que el niño no haga sobreesfuerzos y que adopte una buena postura corporal en clase. Además, debe dedicar unas mínimas horas a la semana a hacer deporte y gimnasia, lo que vigorizará sus huesos y ligamentos.

Además, hay una serie de asanas que pueden resultar muy beneficiosas en estas situaciones:

- **La postura de torsión asentada a nivel de estómago (88).**
- **La postura del bastón (89).**
- **La postura con flexión-extensión de las piernas sobre la pelvis (90).**

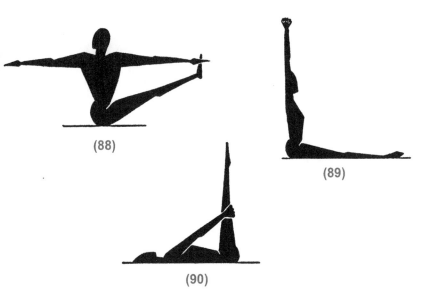

(88)

(89)

(90)

- La postura en triángulo de pie (91).
- La torsión con triángulo de pie (92).
- La postura de la cabeza de vaca (93).
- La postura de perro cara al suelo (94).
- La postura del perro hocico al cielo (95).
- La postura del diamante (96).
- La postura de la tortuga (97).
- La postura del medio puente con ligadura (98).
- La postura de Vasistha (99).
- La postura en torsión asentada a nivel de estómago (100).

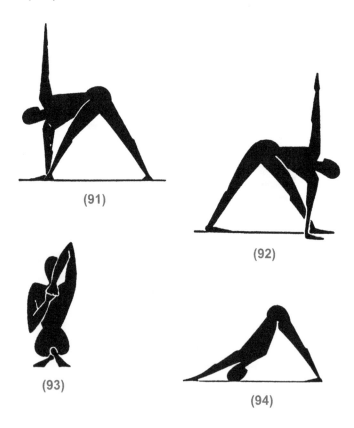

(91)

(92)

(93)

(94)

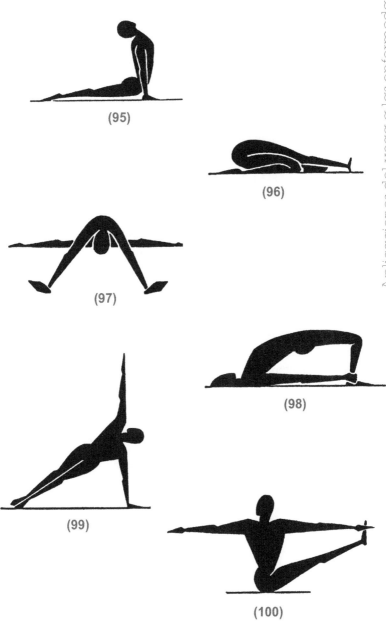

(95)

(96)

(97)

(98)

(99)

(100)

Estreñimiento

El estreñimiento hace referencia a la frecuencia de defecación de una persona, considerando la comunidad médica que una persona estreñida es aquella que realiza menos de tres deposiciones a la semana.

La causa más común se debe a factores dietéticos y a una falta de ingesta de fibra en la alimentación. Otras veces el estreñimiento está relacionado con la diabetes o con enfermedades de tiroides. No hay que descartar la relación directa de ciertos medicamentos analgésicos y otros indicados para tratar la depresión o algunas enfermedades del corazón que también se asocian con episodios de estreñimiento.

La alimentación, en estos casos, debe ser rica en fibra y celulosa, con presencia de abundantes legumbres, fruta y verdura.

El yoga tiene un papel importante en estos casos, ya que ciertas asanas favorecen la eliminación de deshechos orgánicos, estimulan la excreción urinaria y la eliminación intestinal.

- **La postura de la eliminación (101).**
- **La postura de la silla (102).**
- **La postura sedente de la pinza (103).**
- **La postura en torsión asentada a nivel de estómago (104).**
- **La postura de la vela (105).**
- **La postura de la tortuga (106).**

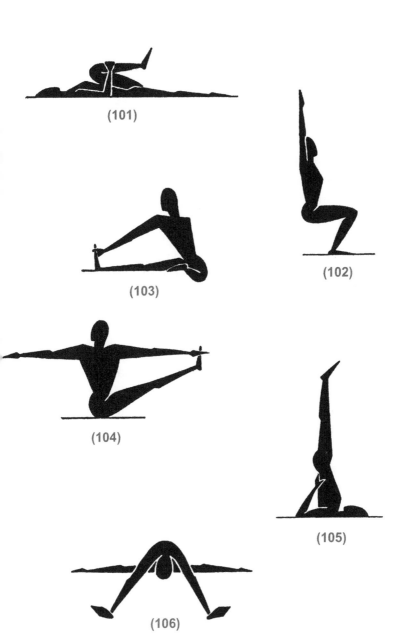

(101)

(102)

(103)

(104)

(105)

(106)

Faringitis

La faringitis es la inflamación de la mucosa que envuelve la faringe. Suele ir acompañada de otros procesos, como la inflamación de las amígdalas y fiebre, lo que lleva a una deglución difícil.

Las causas pueden ser víricas, bacterianas o bien debidas a reacciones alérgicas. La mayoría de los casos de faringitis ocurren durante los meses más fríos del invierno y con frecuencia se propaga entre los miembros de la misma familia.

No deben tratarse con antibióticos a menos que un examen para estreptococos dé un resultado positivo. En cualquier caso, siempre es recomendable la visita al médico y la puesta en marcha de una serie de remedios caseros siempre eficaces como:

- Beber infusiones calientes con miel y limón.
- Hacer gárgaras varias veces al día con agua tibia y sal.
- Tomar pastillas para la garganta.
- Utilizar un vaporizador o un humidificador para aliviar la garganta seca.

Hay ciertas posturas de yoga recomendables para evitar faringitis que se repiten constantemente. En cambio, están contraindicadas las modalidades respiratorias que introducen aire en la garganta de manera directa, rápida e intensa. Entre las posturas, se puede practicar la **postura del cuerpo muerto (107)**, la **postura del arado (108)** y la **postura de permanecer sobre la cabeza (109)**, que mejora la resistencia a las inflamaciones de las vías aéreas superiores.

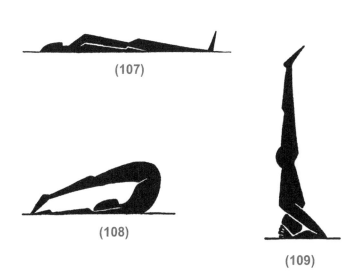

(107)

(108)

(109)

Fatiga

La fatiga es la sensación de cansancio extremo, agotamiento o debilidad que puede hacer que las tareas cotidianas se tornen más difíciles. La fatiga es un síndrome frecuente de muchos tipos de artritis y enfermedades relacionadas, pero también puede tener como causa otros factores tales como la anemia, la falta de descanso o sueño, el estrés o la depresión.

Cuando la fatiga no se alivia con el hecho de dormir bien, nutrirse bien o tener un ambiente de bajo estrés, debe ser evaluada por un médico aunque por lo general no se debe a una enfermedad grave.

Al combinar la inspiración en ujjayi con una exhalación lenta se disipa la fatiga de origen nervioso y también la que tiene un origen muscular, y la nadi shodana tiene una acción de descanso que favorece el sueño profundo sin interrupción.

Las asanas tienen como fin disipar la fatiga mediante ejercicios de relajación. Las posturas con flexión anterior del busto están especialmente indicadas en los casos de fatiga acompañados de una excesiva excitación nerviosa.

- **La postura de la pinza o postura sedente de extensión dorsal (110).**
- **La flexión en pie o postura de estiramiento intenso (111).**

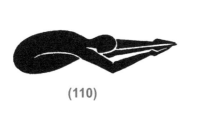

(110)

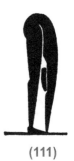

(111)

Algunas posturas inversas también son muy recomendables, si bien su dificultad técnica hace que no estén al alcance de todo el mundo.

- **La postura del arado (112).**
- **La postura de orejas presionadas (113).**
- **La postura en media vela (114).**
- **La postura de la vela (115).**
- **La postura de permanecer sobre la cabeza (116).**

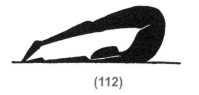

(112)

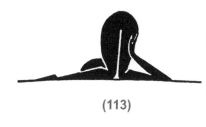

(113)

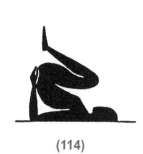

(114)

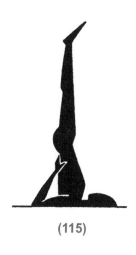

(115)

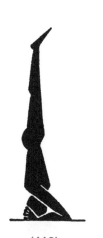

(116)

Hernia discal

Se produce una hernia discal cuando toda o una parte del disco intervertebral se desplaza comprimiendo una terminación nerviosa. Esto ocasiona molestias en la espalda. La intensidad del dolor puede ir de leve a intenso, y puede producirse de manera crónica o sólo esporádica. Suelen ser dolores agudos cuando se producen contracturas musculares en la espalda, calambres, debilidad u hormigueo.

Si el dolor se extiende hacia las piernas, es probable que se trate de una hernia dorsal y si baja desde el cuello hasta los brazos suele tratarse de una hernia cervical.

El dolor con frecuencia empieza lentamente y suele empeorar después de estar de pie un buen rato, por la noche, al estornudar, toser o reírse o bien al doblarse hacia atrás.

En la fase más aguda del dolor se recomienda reposo absoluto. El dolor tiende a disminuir y el núcleo intervertebral suele regresar a su sitio, liberando las raíces nerviosas. En estos casos no se deben practicar posturas de yoga y sólo una vez superado el periodo de curación y, de acuerdo con el médico, volver al yoga evitando las posturas que impliquen una torsión de tronco, las flexiones intensas de busto hacia delante, las posturas en decúbito prono y las posturas inversas.

En cambio, la postura con **flexión-extensión de las piernas sobre la pelvis** (**117**) contrarresta los desplazamientos de los discos intervertebrales.

(117)

Hígado

El hígado es uno de los órganos más importantes de nuestro cuerpo por su acción metabólica. Es el encargado de sintetizar las proteínas plasmáticas, tiene una importante función desintoxicante, es responsable del almacenaje de vitaminas además de secretar la bilis que ayuda en la digestión de los alimentos.

Es el gran depurador del organismo y de ahí la importancia que tiene para la salud. Es conveniente ayudarlo de vez en cuando con alguna pequeña de cura de desintoxicación o bien un ayuno moderado.

Hay diversas posturas que pueden favorecer la digestión:

- **La postura con torsión a nivel del estómago (118).**
- **La postura de flexión de pie (119).**

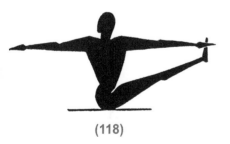

(118)

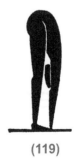

(119)

- La postura en ángulo de pelvis con ligadura (120).
- La postura de la cabeza de vaca (121).
- La postura en triángulo de pie con torsión (122).

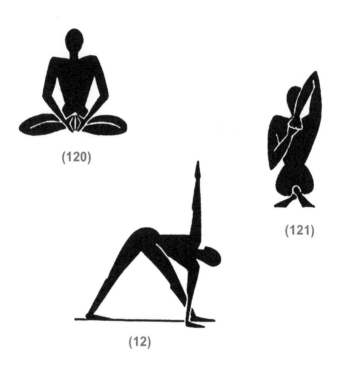

(120)

(121)

(12)

Hipertensión arterial

La hipertensión arterial es el aumento de la presión arterial de forma crónica. Las arterias se endurecen a medida que soportan la presión alta de forma continua, se hacen más gruesas y pueden dificultar el paso de la sangre a través de ellas. Si no se trata a tiempo puede desencadenar complicaciones severas, como infarto de miocardio, hemorragias o trombosis cerebral.

Algunos de los factores que contribuyen al desarrollo de la hipertensión arterial son la obesidad, el consumo de alcohol, o tener una profesión que genere mucho estrés.

La hipertensión no puede curarse en la mayoría de los casos, pero sí puede controlarse. Para ello es importante eliminar el posible sobrepeso en primer lugar, reducir el consumo de sal en las comidas y no tomar más de dos cafés al día. Asimismo, es recomendable consumir alimentos ricos en potasio, tales como legumbres, frutas y verduras.

La práctica de ejercicio físico es muy importante, ya que reduce la presión arterial y tiene efectos beneficiosos sobre otros factores de riesgo cardiovascular.

El yoga juega un papel muy importante en todo ello, especialmente con aquellas posturas que favorecen la circulación y contrarrestan la circulación de las piernas. Además, una buena práctica respiratoria favorece el equilibrio entre los sistemas simpático y parasimpático, con una acción sedante sobre ellos.

La postura del cuerpo muerto (123) calma los sistemas nerviosos irritables y las flexiones en postura sedente eliminan la ansiedad, las tensiones y la agitación.

(123)

Hipotensión arterial

La hipotensión arterial es una condición anormal de la presión sanguínea, mucho más baja que los valores normales, y que suele ocasionar vértigos y mareos. Significa también, que el corazón, el cerebro y otras partes del cuerpo no reciben la suficiente sangre para su funcionamiento.

Las personas que padecen hipotensión no deben experimentar sensaciones fuertes, ya que el incremento de la actividad cardiaca conlleva que el corazón lata muy rápido mientras la presión sigue siendo baja, lo que provoca una difusión anormal de la sangre. Ciertos medicamentos pueden inducir una presión arterial baja, tales como ansiolíticos, ciertos antidepresivos, diuréticos, medicamentos para el corazón o analgésicos.

El yoga puede ser importante cuando se oriente a las molestias que ocasiona la hipotensión, no tanto a esta en cuanto enfermedad. Ciertos tipos de respiraciones favorecen al hipotenso. Nadi Shodana tiende a paliar las manifestaciones neurotónicas de la enfermedad, lo mismo que ocurre con Samavritti. Otro tipo de respiraciones no serían recomendables, ya que pueden agravar su estado de hipotensión.

Hay algunas asanas que son favorables para la persona que padece hipotensión:

- **La postura de atención (124)**, ya que mejora el equilibrio y contrarresta las molestias de la circulación.
- **La postura del árbol (125)**.
- **La postura del bailarín (126)**.
- **La postura de flexión en pie (127)**.
- **La postura del cuerpo muerto o shavasana (128)**.

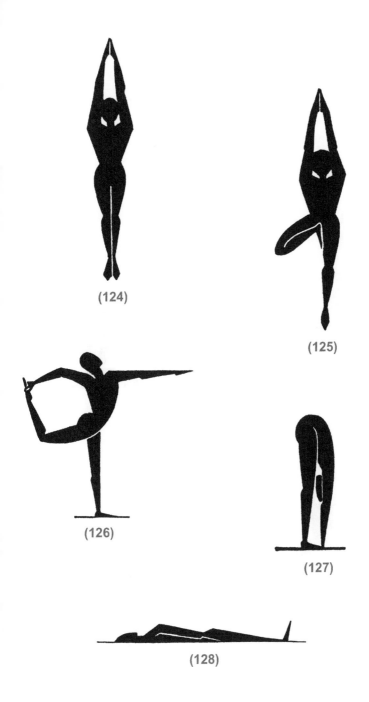

(124)

(125)

(126)

(127)

(128)

- **La postura de la silla (129).**
- **La postura de la cobra (130)** combate la insuficiencia suprarrenal.
- **La postura sedente con flexión de pelvis (131).**
- **La postura en triángulo de pie (132).**
- **La postura de Vasistha (133).**

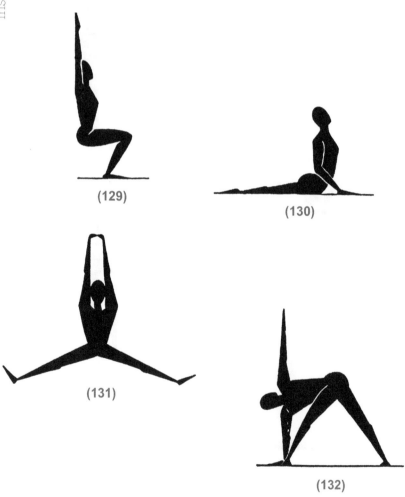

(129)

(130)

(131)

(132)

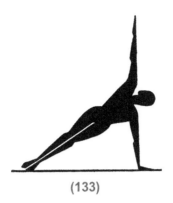

(133)

Hormigueo

Se trata de una sensación anormal de los sentidos que produce un adormecimiento de alguna parte del cuerpo (manos, pies, brazos, piernas) y que procede de alguna patología en cualquiera de las estructuras del sistema nervioso.

Hay muchas causas que pueden producir esta sensación:

- Permanecer sentado o parado un tiempo prolongado.
- La lesión de un nervio.
- Una presión sobre los nervios raquídeos, como una hernia discal.
- La falta de riego sanguíneo de un área.

En los casos más leves basta con relajar y apretar el puño o movilizar el pie para disolver esta sensación. También se puede recurrir a los efectos favorables que ofrecen fricciones y tónicos circulatorios.

Las asanas más favorables para prevenir estos problemas de hormigueo son:

Iris White y Roger Colson

- La postura del árbol (134).
- La postura de flexión en pie (135).
- La postura del diamante (136).
- La postura con flexión de la pelvis en estiramiento lateral (137).
- La postura de la cobra (138).

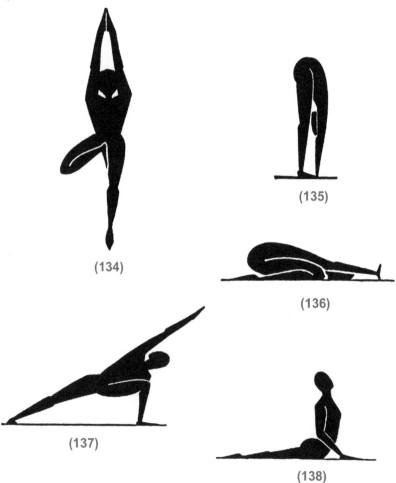

(134)

(135)

(136)

(137)

(138)

Incontinencia urinaria

Es la pérdida involuntaria de orina que se produce cuando hay una cierta presión abdominal, tipo tos, estornudos, risa, un esfuerzo, etc. En estos casos, se produce un desplazamiento de la vejiga y la uretra debido a la debilidad de las estructuras encargadas de soportar el piso de la pelvis.

Suele afectar a mujeres a aquellas mujeres que han sufrido uno o varios partos vaginales y aquellas otras que no han tenido hijos pero han sufrido alteraciones en sus niveles de colágenos. Con el paso del tiempo las pérdidas de orina pueden ser cada vez mayores.

El suelo pélvico está formado por músculos que van desde el pubis hasta el sacro y hacen de soporte a los órganos genitales, la vejiga y el recto. El funcionamiento de estos órganos será mejor si los músculos sobre los que se apoyan están fuertes y sanos. Los ejercicios realizados de forma regular fortalecerán los músculos del suelo pélvico. Son los conocidos popularmente como ejercicios de Kegel. Se trata de un entrenamiento regular de la musculatura pubo-coxígea. Uno de estos ejercicios consiste en simular que se ha de orinar y luego contenerse, es decir, relajar y apretar los músculos que controlan el flujo de la orina.

En el yoga, las asanas que incluyan posturas agachadas o inversas no son recomendables. En cambio, aquellas otras que se basen en la sobreelevación de los órganos de la pelvis significarán una mejora de la circulación local. Las siguientes asanas también fortalecen la musculatura del suelo pélvico.

- **La postura de permanecer sobre la cabeza (139).**
- **La postura de la vela (140).**

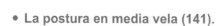

- La postura en media vela (141).
- La silla imaginaria (142).

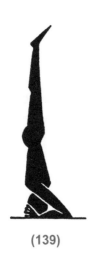

(139)

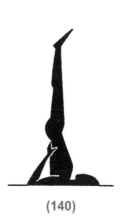

(140)

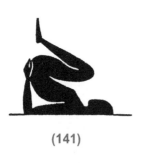

(141)

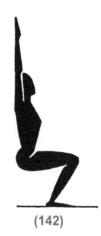

(142)

Insomnio

El insomnio es un trastorno que consiste en la incapacidad para conciliar el sueño. Suele iniciarse con la dificultad para iniciar el sueño, para evolucionar en un despertar final adelantado y con dificultad para mantener la calidad del sueño. Las causas pueden ser muy diversas:

- Cambios fisiológicos: el envejecimiento puede producir cambios sustanciales, reduciendo las horas y la calidad del sueño.
- Estilo de vida: las personas que viajan constantemente en avión pueden ver alterado su ritmo circadiano.
- Fármacos: hay medicamentos como antidepresivos, estimulantes o broncodilatadores que pueden alterar las horas regulares de sueño.
- Ciertas patologías físicas o mentales, trastornos cardiovasculares o endocrinos también pueden cambiar los hábitos a la hora de dormir.

De todas formas hay ciertos hábitos que pueden favorecer e inducir el sueño, como evitar las comidas copiosas, eliminar el alcohol, reducir el consumo de cafeína y tabaco o practicar ejercicio de forma regular.

Hay diversas clasificaciones del insomnio, según la duración, la gravedad o el horario en que se presente. Así, un insomnio puede ser transitorio si dura menos de cuatro semanas o agudo si dura más. En función de su severidad puede ser ligero, si apenas deteriora la calidad de vida o moderado si se da cada noche y produce irritabilidad, ansiedad y fatiga en la persona. Y respecto a los horarios, puede distinguirse entre insomnio de conciliación si se produce a la hora de ponerse a dormir, intermedio si la persona se despierta varias veces durante la noche o de despertar precoz si la persona se despierta antes de la hora que tenía planeado hacerlo.

Hay una serie de posturas favorecedoras del sueño, indicadas en todos los casos a excepción de aquellos en los que el insomnio va acompañado de palpitaciones y nerviosismo cardiaco. En general son aconsejables aquellas posturas que implican una elevación de los brazos por encima de la cabeza: posturas del árbol, de atención, del bastón, etc.

- **La postura del acorde perfecto (143).**
- **La postura en ángulo de la pelvis con ligadura (144).**
- **La postura del loto (145).**
- **La postura del diamante (146).**
- **La postura del arco (147).**
- **La postura de la cobra (148).**
- **La postura del saltamontes (149).**

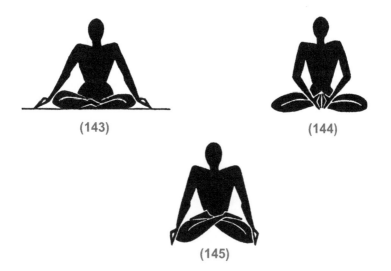

(143)　　　　(144)

(145)

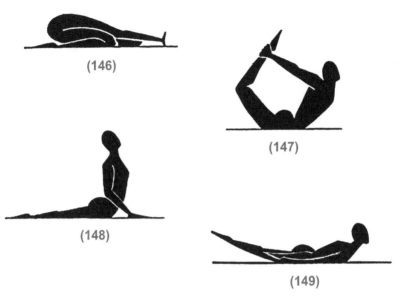

(146)

(147)

(148)

(149)

Y todas aquellas posturas inversas, ya que tienen un efecto de descongestión que resulta positivo para inducir el sueño.

- **La postura de permanecer sobre la cabeza (150).**
- **La postura en media vela (151).**

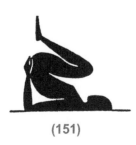

(151)

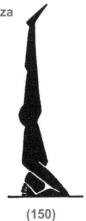

(150)

- **La postura de la vela (152).**

Además, están indicadas aquellas respiraciones que se caracterizan por una influencia sedante y reguladora del sistema nervioso. Nadi shodana, en concreto, es muy beneficiosa si se practica antes de acostarse.

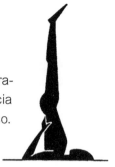

(152)

Litiasis renal

Se trata de una enfermedad que se caracteriza por la aparición de cálculos en el aparato urinario. Los cálculos se forman dentro del riñón a partir de las sustancias que están en la orina y luego se trasladan o no a los conductos urinarios. Si el tamaño de la piedra es muy pequeño, suele eliminarse sin más, pero si el tamaño es lo suficientemente grande, queda atrapado en los uréteres, en la vejiga o en la uretra.

Cuando un cálculo se desprende y queda atrapado en las vías urinarias se produce el llamado cólico nefrítico. Al impedir el paso de la orina, aumenta la presión de los conductos urinarios, lo que activa las terminaciones nerviosas y produce dolor en la región lumbar. Con frecuencia este dolor se acompaña de náuseas y vómitos, y con la sensación de tener que orinar con mucha frecuencia.

Los cálculos pueden ser de calcio, de magnesio o de ácido úrico, dependiendo de las enfermedades causadas que lo asocian.

Para evitar que se repitan los cólicos, se recomienda la ingesta de al menos dos litros de agua diaria, y dependiendo del tipo de piedra que se produzca, un cambio de hábitos alimenticios.

Hay cierto número de asanas que tienen un componente favorable para el estímulo de las funciones renales y la secreción urinaria.

- **La postura de la eliminación (153).**
- **La postura de la mudra de estómago (154).**
- **La flexión en pie (155).**
- **La postura con flexión-extensión de las piernas sobre la pelvis (156).**
- **La postura de la mesa de cuatro patas (157).**
- **La postura en ángulo de la pelvis con ligadura (158).**
- **La postura del perro cara al cielo (159).**
- **La postura del barco (160).**
- **La postura de la cabeza de vaca (161).**

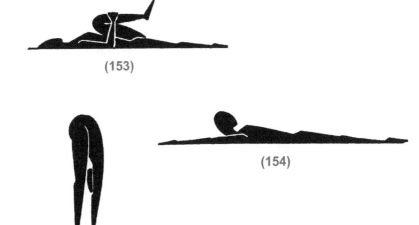

(153)

(154)

(155)

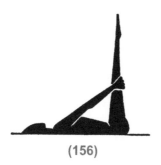

(156)

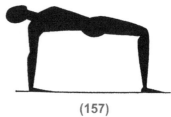

(157)

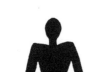

(158)

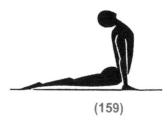

(159)

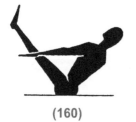

(160)

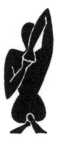

(161)

Lordosis

La lordosis es la curvatura exagerada de la zona lumbar. Una de las características más evidentes de la lordosis es la prominencia de los glúteos.

La lordosis leve es la que padecen la mayoría de las mujeres cuando están embarazadas. En cambio, se considera grave cuando procede de una malformación congénita o de una mala postura recurrente.

No hay una sintomatología clara de la lordosis, no existe dolor lumbar, ni en glúteos ni en piernas, como ocurre con la ciática.

Las personas obesas o que tienen la musculatura dorsal o abdominal deficiente también suelen padecer lordosis. Para combatirla es necesario hacer dieta para mitigar el grado de obesidad, practicar gimnasia y hacer reeducación postural.

En el yoga deben evitarse todas las posturas que tienden a arquear la columna vertebral y las que parten del decúbito prono. En cambio, son favorables todas aquellas asanas que flexionan la columna vertebral hacia delante.

- **La postura sedente de la pinza (162).**
- **La postura en torsión asentada a nivel del estómago (163).**

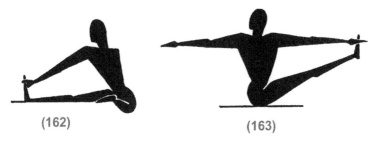

(162)

(163)

- La postura de gran mudra (164).
- La postura sedente de flexión de pelvis (165).
- La postura de flexión de pelvis con estiramiento lateral (166).
- La postura de la tortuga (167).
- La postura de la cabeza de vaca (168).

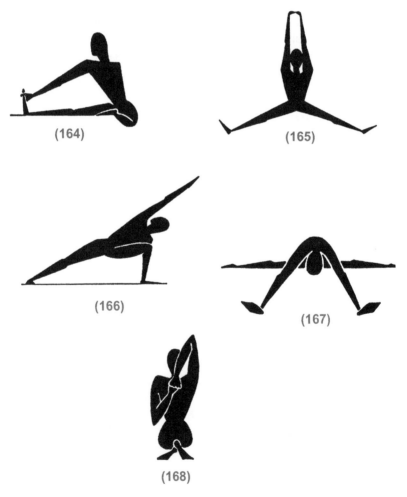

(164)

(165)

(166)

(167)

(168)

Menstruación, dolores de

Se trata de un proceso cíclico que dura aproximadamente veintiocho días que se produce en las mujeres sexualmente maduras.

Los ovarios son las glándulas que producen los óvulos o células. En cada periodo menstrual uno de los ovarios libera un óvulo que desciende por las trompas de Falopio y llega hasta el útero.

Durante ese trayecto puede encontrarse con un espermatozoide y ser fecundado o bien ser despedido junto con el endometrio fuera del cuerpo de la vagina, en cuyo caso se produce el sangrado o menstruación.

Los trastornos menstruales más frecuentes son el síndrome premenstrual y el dolor que aparece durante la menstruación.

Muchas mujeres padecen disminorrea, es decir, reglas muy dolorosas. En algunos casos este dolor está relacionado con un exceso de producción de prostaglandinas.

En otros casos las reglas se producen de forma irregular. Cuando el ciclo supera las seis semanas de duración se considera que es irregular. Puede ser debido a algún trastorno de tipo hormonal o no, en todo caso es importante acudir al ginecólogo para descartar posibles enfermedades.

Algunas mujeres sufren reglas abundantes, esto es, un sangrado excesivo, que si va acompañado de cansancio suele ser síntoma de una anemia.

Durante el periodo es desaconsejable practicar las posturas de yoga que parten del decúbito prono. En cambio, serán especialmente favorables aquellas que favorecen la circulación sanguínea o estimulen las funciones ováricas.

- La postura de flexión en pie (169).
- La postura sedente con flexión de la pelvis (170).
- La postura del barco (171).
- La postura en medio puente con ligadura (172).
- La flexión de pelvis con estiramiento lateral (173).
- La postura del perro hocico al suelo (174).
- La postura del perro cara al cielo (175).
- La postura de Marici (176).
- La postura en ángulo de la pelvis con ligadura (177).

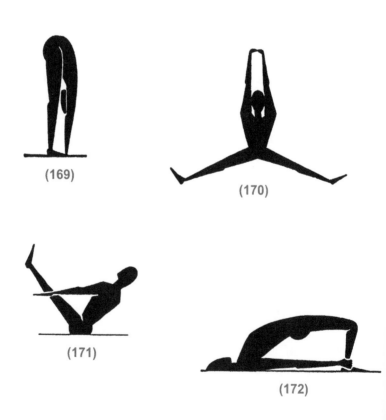

(169)

(170)

(171)

(172)

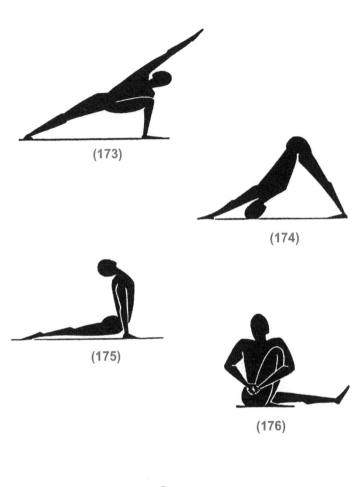

(173)

(174)

(175)

(176)

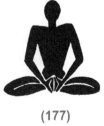

(177)

Iris White y Roger Colson

Tiroides

La tiroides es una glándula ubicada en el cuello, justo debajo de la nuez, formada dos lóbulos en forma de mariposa. Es la encargada de regular el metabolismo del cuerpo mediante la producción de hormonas y la producción de proteínas.

Cuando no hay suficiente hormona tiroidea en la sangre se reduce el metabolismo del cuerpo. Es lo que se conoce como hipotiroidismo. En cambio, si hay demasiada hormona tiroidea se acelera el metabolismo y se produce el hipertiroidismo.

Hay varias asanas que estimulan ciertas glándulas de secreción interna:

- La postura de la cobra (178).
- La postura de Marici (179).
- La postura en media vela (180).
- La postura de la vela (181).
- La postura de permanecer sobre la cabeza (182).
- La postura del buitre (183).

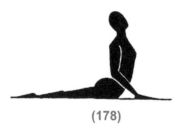

(178)

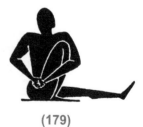

(179)

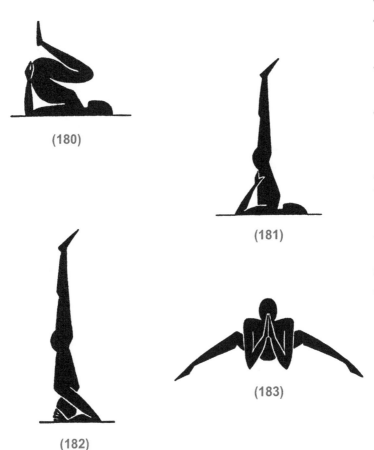

(180)

(181)

(183)

(182)

Obesidad

La obesidad es un exceso de grasa corporal. Para mesurarla se utiliza el índice de masa corporal (IMC). Una persona es obesa cuando el resultado de dividir la estatura y el peso del individuo es igual a superior a 30 kg/m2. También se considera símbolo de obesidad cuando el perímetro abdominal es mayor o igual a 102 cm en los hombres e igual o mayor a 88 cm en las mujeres.

La obesidad se presenta cuando se ingieren más calorías de las que se consumen, bien sea por una falta de actividad física o por una alimentación rica en grasas. Esta enfermedad constituye un riesgo porque trae asociadas otras de mayor envergadura, como enfermedades cardiacas, diabetes o artritis.

El yoga no constituye en sí un tratamiento para tratar la obesidad. Las posturas, a pesar de ser un excelente ejercicio físico, no tienen más que una mínima repercusión sobre el peso. Las personas con una clara tendencia a engordar pueden practicar estas asanas:

- Posturas inversas como la **postura en media vela (184)**, la **postura de la vela (185)**, la **postura de permanecer sobre la cabeza (186)**, la **postura del perro hocico al suelo (187)** o la **postura del arado (188)**.

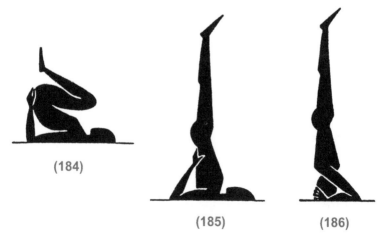

(184)

(185)   (186)

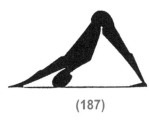

(187)

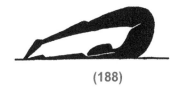

(188)

- Posturas con torsión como la **postura sedente de Marici (189)**, la **torsión asentada a nivel de estómago (190)**, o el **triángulo de pie con torsión (191)**.

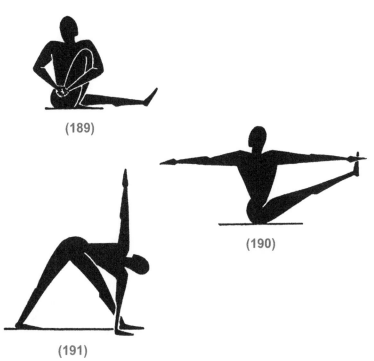

(189)

(190)

(191)

Iris White y Roger Colson

- Posturas que parten del decúbito prono como la **postura del arco (192)**, la **postura de la cobra (193)** y la **postura del saltamontes (194)**.

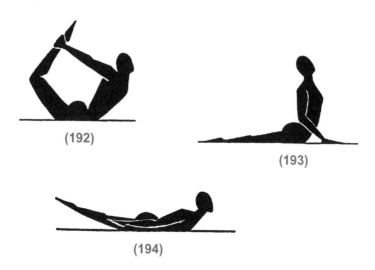

(192)

(193)

(194)

- Posturas con flexión del busto hacia delante como la **postura en pie con flexión (195)** y la **postura sedente de la pinza (196)**.

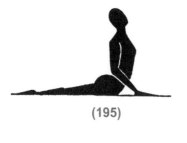

(195)

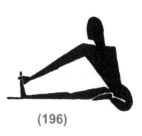

(196)

- La postura de la tortuga (197).
- La postura de Vasistha (198).
- La postura del cuerpo muerto (199).

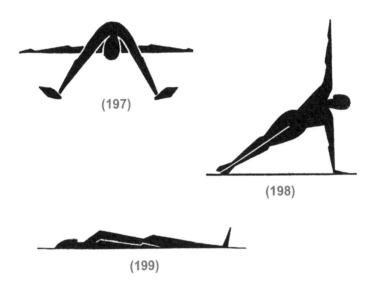

(197)

(198)

(199)

Las modalidades respiratorias del pranayama mejoran la capacidad respiratoria y desarrollan la musculatura torácica. Mediante la técnica llamada lipodiéresis respiratoria se destruyen parte de las grasas corporales y se producen efectos sedantes en el sistema respiratorio. La persona con obesidad, gracias a ciertas técnicas respiratorias, adquiere una mayor conciencia sobre sus actos y mejora la motivación de cara a afrontar un régimen alimenticio.

Próstata, afecciones de

La próstata es una glándula que forma parte del aparato genital y urinario masculino. Tiene el tamaño y la forma de una nuez y se localiza por debajo de la vejiga urinaria y recubriendo parcialmente la uretra.

Su principal función es producir el líquido prostático durante la eyaculación. Las hormonas masculinas estimulan la glándula prostática desde el desarrollo del feto, y continúa su crecimiento hasta que se alcanza la edad adulta, manteniendo su tamaño mientras se producen las hormonas masculinas. Si las hormonas masculinas desaparecen, la glándula prostática no puede desarrollarse, reduciendo su tamaño hasta casi desaparecer.

La próstata puede verse afectada por tres tipos de enfermedades:

- La hiperplasia benigna, relacionada con el crecimiento de la glándula.
- El cáncer de próstata.
- La prostatitis aguda y crónica, relacionada con los procesos inflamatorios.

En estos dos últimos casos, el yoga está contraindicado. Si bien hay una serie de posturas que se pueden practicar a título preventivo, con el fin de mejorar la circulación sanguínea en la zona baja de la pelvis:

- **La postura en ángulo de la pelvis con ligadura (200).**
- **La postura del camello (201).**

- La postura del barco (202).
- La postura del saltamontes (203).

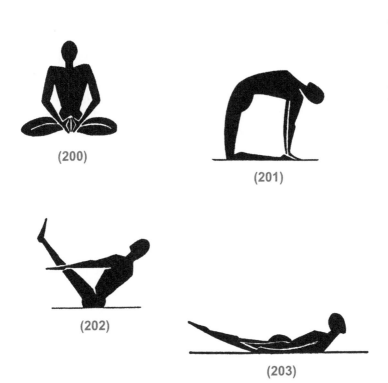

(200)

(201)

(202)

(203)

Taquicardia

La taquicardia es la aceleración del ritmo cardiaco. Es una forma de arritmia en la que se producen latidos irregulares debido a una contracción demasiado rápida de los ventrículos.

Se considera taquicardia a partir de una cifra superior a los cien latidos por minuto en reposo.

No se trata de una enfermedad grave, si bien puede acortar la vida del corazón debido al mayor esfuerzo que realiza. Las principales causas de las taquicardias son:

- Fallos en la conducción de los estímulos de conducción nerviosa al corazón.
- Enfermedades de las arterias, enfermedades reumáticas del corazón, coágulos, insuficiencia cardiaca, etc.
- Abuso de estimulantes como el café, el tabaco o el alcohol.
- Un estado de ansiedad.

Hay una serie de respiraciones dentro del yoga que pueden considerarse muy favorables para regularizar el ritmo cardiaco:

- Ujjayi tiene una acción reguladora sobre la respiración y el corazón.
- Nadi shodana, al retener el aire después de la inspiración.
- Respiración completa.
- Samavritti, con retención del aire después de la inspiración.

En los casos benignos en el que el origen de la taquicardia es de origen nervioso se recomiendan una serie de asanas:

- **La postura en torsión asentada a nivel de estómago (204).**
- **La postura en triángulo de pie (205).**

- La postura del arco (206).
- La postura de la silla (207).
- La postura de la eliminación (208).

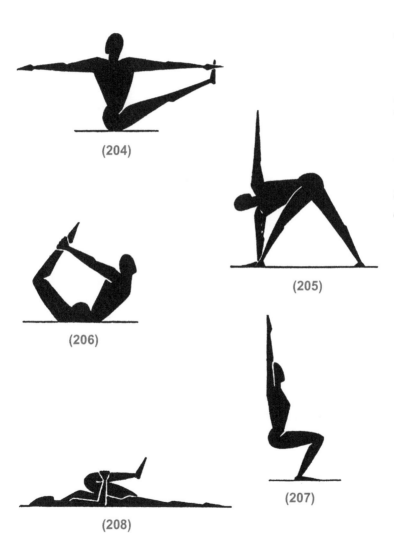

(204)

(205)

(206)

(207)

(208)

Varices

Las varices son venas que se inflaman y se hacen visibles a través de la superficie de la piel. Generalmente se encuentran en las partes posteriores de las pantorrillas o en la cara interna de la pierna. El principal problema de las varices radica en la incapacidad que tienen para establecer un retorno eficaz de la sangre al corazón.

Una variz se forma cuando las válvulas venosas no cierran bien y entonces la sangre tiende a acumularse, haciendo que se dilaten.

Existen diversos factores de riesgo que pueden producir varices:

- La obesidad, ya que unas piernas con exceso de grasa necesitan de un mayor aporte sanguíneo, lo que lleva a la sobrecarga de estas.
- El sedentarismo, que no favorece la contracción la muscular y por tanto hay un mayor estancamiento de la sangre.
- Los trabajo prolongados de pie, que impiden el ejercicio muscular.
- Los anticonceptivos, que provocan retención de líquidos y el fallo de las válvulas reticulares.

En general, afectan más a las mujeres que a los hombres. Para prevenir la aparición de varices se recomienda un reposo suficiente, mantener las piernas elevadas en la cama durante la noche y dedicar media hora diaria a hacer ejercicio de forma moderada.

Tampoco es conveniente tomar baños con agua demasiado caliente ni exponer las piernas al sol. La dieta debe ser ligera y eliminar el alcohol, las grasas, las especias y las carnes sazonadas.

Hay una serie de asanas que favorecen la circulación sanguínea, y por tanto tienen una acción preventiva contra la aparición de varices.

- La postura de la silla **(209)**.
- La postura con flexión-extensión de las piernas sobre la pelvis **(210)**.
- La postura en media vela **(211)**.
- La postura de la vela **(212)**.
- La postura de permanecer sobre la cabeza **(213)**.

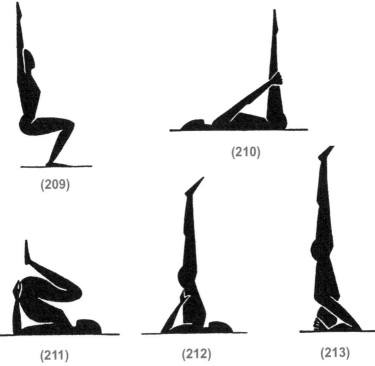

(209)

(210)

(211)   (212)   (213)

Bibliografía

Calle, Ramiro, *El libro de los yogas*, Madrid, Edaf, 1998

Eliade, Mircea, *El yoga. Inmortalidad y libertad*, México, Fondo de Cultura Económica, 1997.

Digambarananda Saraswati, Swami, *Claves del yoga: Teoría y práctica, Barcelona*, La Liebre de Marzo, 1998.

Eliade, Mircea, *Técnicas del yoga*, Barcelona, Kairós, 1999.

Hernández, Danilo, *Claves del yoga. Teoría y práctica*, Barcelona, La Liebre de Marzo, 2005.

Iyengar, B. K. S., *El árbol del yoga*, Barcelona, Kairós, 1988.

Jacquemart, Pierre y Elkefi, Saïda, *Yoga terapéutico 2*, Barcelona, Robinbook, 1997.

Osho, *El sendero del yoga*, Barcelona, Kairós, 2006.

Stiles, Mukunda, *Yoga terapéutico 3*, Barcelona, Robinbook, 2003.

Los puntos que curan

Susan Wei

Alivie sus dolores mediante la digitopuntura.

La técnica de la estimulación de los puntos de energía y del sistema de meridianos es tan antigua como la misma humanidad. Se trata de una técnica que recoge la enseñanza de lo mejor de la acupuntura, del shiatsu y de la acupresura para el alivio rápido de diferentes síntomas. Y que en caso de enfermedades crónicas, sirve de complemento a los tratamientos médicos prescritos.

Este libro es una guía que indica la situación de cada punto de energía para una práctica regular que devuelva la armonía a la persona y pueda protegerla de algunas enfermedades.

- •¿Cómo encontrar el punto correcto?
- •¿Cómo se trabajan los puntos?
- •¿Cuántas veces hay que repetir cada tratamiento?

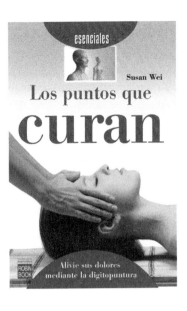

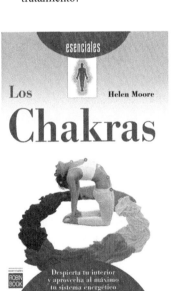

Los Chakras

Helen Moore

Despierta tu interior y aprovecha al máximo tu sistema energético.

Los Chakras son siete centros energéticos situados en el cuerpo humano. Su conocimiento nos llega a través de la cultura tibetana forjada a través de la experiencia personal de los maestros de Shidda Yoga. La energía del cosmos atraviesa nuestro cuerpo trabajando en esa red de centros energéticos sutiles. Los chakras captan esa energía del ser humano y la hacen circular hacia el macrocosmos. Los chakras nos conectan con nuestro mundo espiritual y de su equilibrio depende en buena medida nuestra salud. De nuestra capacidad para leer las señales de estos centros de energía y rectificar o corregir su trayectoria dependerá que podamos evitar determinados trastornos.

Este libro es la guía imprescindible para conocer la esencia de los chakras y su localización, lo que sin duda será de enorme utilidad para conocer algo más de la complejidad del cuerpo humano.

- • El cuerpo etérico como canalizador de energia.
- • Los nadis o canales de energía.
- • Los flujos energéticos en el cuerpo humano.

Medicina china práctica

Susan Wei

La medicina china comprende una serie de prácticas y fundamentos teóricos que trabajan en pos de una terapéutica global que tiene en consideración todo cuanto sucede en el organismo, la forma de manifestarse una enfermedad y cómo responde a los estímulos del entorno.

Este libro trata de dar a conocer cuáles son las principales terapias que aplica la medicina tradicional china en su esfuerzo por restablecer la salud y el bienestar de las personas y ofrece al tiempo un catálogo de las enfermedades más comunes y los remedios que deben aplicarse. No son más que motivos de inspiración para reencontrar el equilibrio y vivir de forma más saludable.

- El yin y el yang y los cinco elementos.
- Las leyes que rigen el cuerpo humano.
- ¿Cómo diagnostica un terapeuta especializado en MTC?

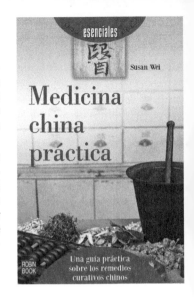

Grafología

Helena Galiana

Todas las claves para interpretar los principales rasgos de la escritura y conocer su significado y lo que revelan sobre el carácter y la personalidad.

La escritura se ha convertido en una seña de identidad capaz de reflejar los más increíbles aspectos de la persona. En la actualidad, por ejemplo, no hay empresa de selección de personal que no se valga de la grafología para analizar detalladamente a los aspirantes a ocupar un puesto de trabajo. El lector encontrará en este libro una guía completa para iniciarse en la ciencia grafológica, y descubrirá en ésta una sorprendente herramienta para conocerse mejor a sí mismo y a los demás.

- Conozca la técnica grafológica y sus aplicaciones.
- Aprenda a descifrar lo que nos revela la firma.
- Lo que revela la grafología sobre la sexualidad.

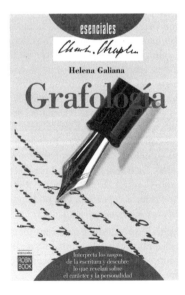